Docteur Michel-Joseph LEVADOUX

Licencié ès-Sciences naturelles,
Lauréat de la Faculté de Médecine,
Aide d'Anatomie à la Faculté de Médecine,
Ancien Interne des Hôpitaux,
Membre de la Société anatomo-clinique,
Membre de la Société d'histoire naturelle,
Membre de l'Association des Anatomistes
(de France).

❧

Médecin consultant à Chatel-Guyon

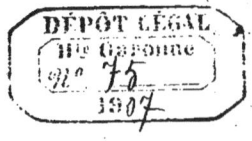

# Variétés de l'Ombilic

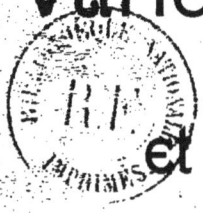

# et de ses Annexes

❦

TOULOUSE

Cʜ. DIRION, Libraire-Éditeur

50, RUE SAINT-ROME, 50

—

1907

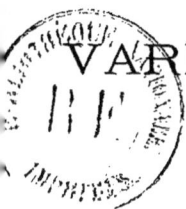

# VARIÉTÉS de L'OMBILIC

## et de ses Annexes

# DU MÊME AUTEUR

**La circulation artérielle du cœur des poissons osseux** (Compte rendu du Congrès de l'Association des Anatomistes. Toulouse 1904).

**Un kyste dermoïde de l'ovaire** (En collaboration avec M. MATHIEU, *Toulouse médical,* 1905).

**Documents recueillis dans les salles de dissection** (*Toulouse médical,* 1906).

**Considérations sur les artères du cœur des poissons teléostéens** [familles des Percidés, Salmonidés, Anguillidés, Cyprinidés.] (*Bulletinde la station de pisciculture et d'hydrobiologie de l'Université de Toulouse,* 1904).

**Lésions de la moëlle par balle de révolver** (*Toulouse médical*, 1907).

**Un type de stéatopygie** (Compte rendu du Congrès de l'Association des Anatomistes. Bordeaux, 1906).

**Documents recueillis dans les salles de dissection** (En collaboration avec M<sup>lle</sup> LÉVÊQUE, *Toulouse médical,* 1907).

**Anomalies de la veine jugulaire interne et du nerf crural** (En collaboration avec M<sup>lle</sup> LÉVÊQUE, *Toulouse médical,* 1907).

**Un muscle surnuméraire de l'œil chez l'homme** (*Bulletin de la Société d'histoire naturelle de Toulouse,* 1907).

**Les muscles du menton chez le nouveau-né** (*Bulletin de la Société d'Histoire naturelle de Toulouse,* 1907).

Docteur Michel-Joseph LEVADOUX

Licencié es-Sciences naturelles,
Lauréat de la Faculté de Médecine,
Aide d'Anatomie à la Faculté de Médecine,
Interne des Hôpitaux,
Membre de la Société anatomo-clinique,
Membre de la Société d'histoire naturelle,
Membre de l'Association des Anatomistes
(de France).

❖

# Variétés de l'Ombilic

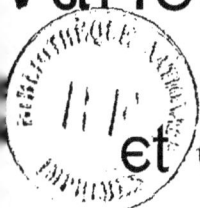

# et de ses Annexes

❧

TOULOUSE

Ch. DIRION, Libraire-Éditeur

5o, rue saint-rome, 5o

—

1907

# A MA FEMME

*Je dédie ce travail.*

# EXPOSITION DU SUJET

Dans ce travail, nous nous proposons de présenter le résultat de nos recherches sur l'anneau ombilical de l'adulte et sur ses annexes. Nous ne nous occuperons donc ni de la formation de l'anneau ombilical, ni de ses transformations dans le cours de la première enfance.

Depuis Cloquet, qui s'est occupé le premier de cette question, tous les ouvrages classiques nous décrivent un type uniforme, toujours le même, et ne mentionnent que quelques variations dans les cordons vasculaires et le *fascia umbilicalis*.

M. Charpy, en examinant certaines parois abdominales, ayant été frappé par les différences de forme de l'anneau, par les changements dans la disposition des vaisseaux, etc., nous conseilla de recueillir un nombre suffisant de pièces anatomiques, et de reprendre cette étude pour notre sujet de thèse inaugurale.

Dès nos premières observations, il nous a été facile de voir que la constitution anatomique de l'anneau ombilical de l'adulte et de ses annexes, était loin d'être constante. La dissection de la région sur cinquante cadavres, nous a montré au contraire de nombreuses variétés. Ce sont elles, accompagnées d'un certain nombre de dessins, qui feront l'objet de notre thèse.

Nous avons eu la curiosité de savoir ce qu'étaient devenus la cicatrice ombilicale et les éléments constitutifs du cordon ombilical chez les mammifères adultes. Cette question sera l'objet d'un chapitre spécial.

Nous diviserons notre exposé de la façon suivante :

I. — Etude de l'anneau ombilical chez les mammifères.

II. — Exposé succinct de la disposition de l'ombilic et de ses annexes, telle qu'elle est comprise par les classiques.

III. — Recherches personnelles sur les variétés de conformation de l'ombilic.

IV. — Rapports entre la forme extérieure du nombril d'une part, la constitution anatomique de l'anneau et sa configuration interne d'autre part.

V. — Enfin, dans un dernier chapitre, nous essaierons de faire quelques déductions pathologiques.

# CHAPITRE I

---

## Morphologie de l'ombilic chez les mammifères adultes.

Les zoologistes qui ont étudié d'une façon complète le cordon et l'anneau ombilical du fœtus ne se sont pas préoccupés de la forme définitive que prend cet anneau chez l'adulte. C'est à peine si quelques ouvrages d'anatomie vétérinaire signalent son existence. RIGOT (*Traité complet de l'anatomie des animaux domestiques*, juillet 1842) la mentionne de la façon suivante chez les ONGULÉS : « *La ligne blanche va en augmentant de largeur et d'épaisseur, d'avant en arrière, jusque vers ses deux tiers postérieurs environ, où ses fibres devenues jaunâtres, sans pour cela être élastiques, semblent se partager en deux faisceaux qui circonscrivent un losange aponévrotique allongé d'avant en arrière, au centre duquel se voient le vestige du cordon ombilical et la cicatrice de l'anneau du même nom* ».

CHAUVEAU, ARLOING et LESBRE (*Anatomie comparée des animaux domestiques*, 1904) ne font que résumer la description de RIGOT.

Nous avons pu nous procurer un certain nombre de mammifères et étudier cette question dans différents groupes. Disons d'abord qu'il n'y a pas lieu de rechercher la cicatrice ombilicale chez les MONOTRÈMES et les MARSUPIAUX. Les premiers pondent des œufs télolécithes ; quant aux autres, l'embryon reste pendant un certain temps dans la cavité intra-utérine, mais il ne se forme pas de placenta. Ils forment le groupe des mammifères APLACENTAIRES par opposition au grand groupe des PLACENTAIRES.

I. **Ongulés.** — 1° *Solipèdes*. — Dans l'ordre des ONGULÉS, nous avons examiné la paroi abdominale de deux SOLIPÈDES, celle du cheval *(equus caballus)* sur dix sujets et de l'âne *(equus asinus)* sur deux sujets. Sur la face cutanée de la paroi abdominale de ces animaux, à la réunion du tiers postérieur et des deux tiers antérieurs, on remarque une dépression ellipsoïdale à grand axe antéropostérieur. Elle est bornée à son extrémité postérieure par une surface glabre, vestige rudimentaire d'une cicatrice cutanée. En avant de celle-ci, les poils prennent une disposition divergente par rapport à une ligne sagittale figurant le grand axe de la dépression et formant ce qu'on appelle un épi. Cette disposition est absolument contraire à celle de l'homme chez lequel les poils de la paroi abdominale convergent vers le nombril. La région, vue

par sa face posté-
rieure, nous montre
une dépression lo-
sangique correspon-
dant à l'enfoncement
cutané, bordée de
chaque côté par un
cordon fibreux demi-
cylindrique forte-
ment appliqué à la
paroi. Ces deux cor-
dons, formés de fi-
bres longitudinales,
se fusionnent en un
seul aux deux extré-
mités du losange et se
terminent en pointe
dans la ligne blanche
à 4 ou 5 centimètres
de leurs points de
réunion. Par une
coupe transversale,
au niveau de cette
dépression, on voit
que ces épaississe-
ments fibreux sont
formés de fibres su-
rajoutées qui s'en-
chevêtrent avec cel-
les de la ligne blan-
che et renforcent

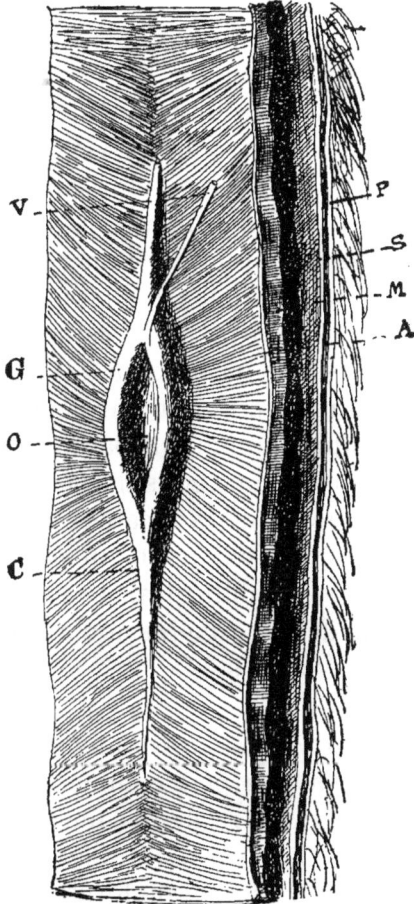

**Fig. 1. Ombilic de cheval,
face postérieure.**

Le péritoine est enlevé. L'anneau ombilical O en forme de losange, est circonscrit par deux lèvres fibreuses G, qui forment commissure en C. — V, veine ombilicale.

A droite coupe de la paroi. — P, peau; S, tunique abdominale; M, muscle droit; A, feuillet postérieur de la gaine des droits.

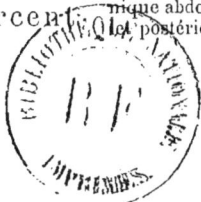

2

considérablement cette région. Les fibres de la
ligne blanche ont une direction rayonnée par
rapport à ce losange, et les plus profondes viennent s'insérer sur ses bords (fig. 1).

A son extrémité antérieure, au point de réunion
de ses deux piliers, vient se terminer un cordon
grêle, cylindrique, qui est le reste dela veine ombilicale. Ce cordon qui est intimement appliqué à
la paroi par le péritoine, se termine d'autre part
à la face inférieure du foie.

Au centre même de cette surface losangique nous
avons remarqué, cinq fois sur dix, une partie circulaire excessivement amincie et séparée de la
tunique abdominale par une infime couche de tissu
fibreux. Nous considérons ce point comme le centre même de la cicatrice ombilicale. Chez les solipèdes, il n'existe aucun vestige de l'ouraque et des
artères ombilicales. Le péritoine qui tapisse le
fond de cette dépression en est séparé par le fascia
transversalis.

2° *Ruminants*. — Dans la famille des RUMINANTS,
nous avons pris comme type le bœuf (*bos*) et le
mouton (*ovis*) chez lesquels la disposition est iden-
tique. Chez ces mammifères existe une légère dépression cutanée de forme circulaire mais complètement recouverte de poils, se trouvant également
sur la ligne médio-abdominale et à la même hauteur que chez les solipèdes. La paroi abdominale,
vue par sa face intra-abdominale, présente une ligne
blanche dont les dimensions vont en s'élargissant
d'avant en arrière jusqu'à ce niveau.

Au centre de cet élargissement, on voit une dé-

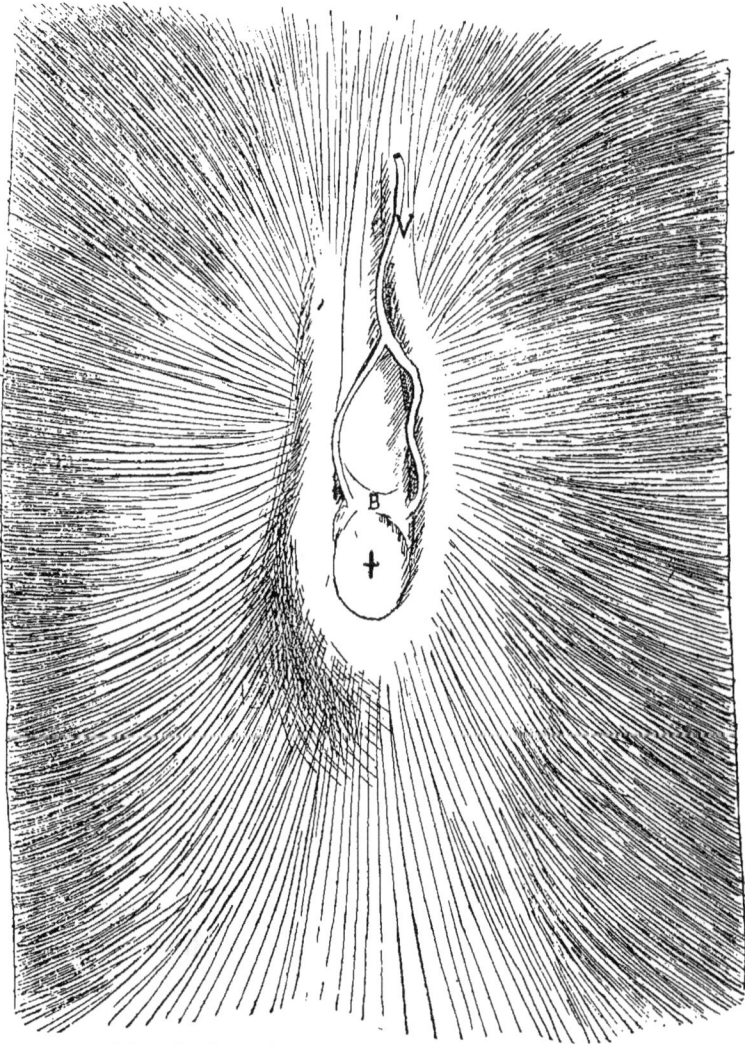

**Fig. 2. Ombilic de vache, face interne.**

Péritoine enlevé. L'orifice ombilical +, occupe un élargissement de la
ligne blanche, il est séparé par une bride B d'une dépression que con-
tourne les branches de la veine ombilicale V.

pression limitée de chaque côté et en arrière par un épanouissement fibreux. Elle est elle-même divisée en deux dépressions secondaires par une bride transversale (fig. 2). La plus postérieure qui a une forme circulaire est le vestige de l'anneau ombilical oblitéré par la tunique abdominale. Sur cette bride antérieure vient s'insérer un petit cordon blanchâtre, cylindrique qui est le reste de la veine ombilicale. Une fois sur deux, ce cordon, par son extrémité postérieure, se divise en deux faisceaux qui s'insèrent respectivement aux deux extrémités de la bride. Son extrémité antérieure se termine sur la ligne blanche après un trajet de cinq centimètres.

Chez les ONGULÉS, la vessie est rattachée à l'ombilic par trois ligaments suspenseurs, un médian et deux latéraux formés par des replis péritonéaux. Sur les dix chevaux que nous avons examinés, nous avons trouvé une fois dans le ligament suspenseur médian, un petit prolongement cylindrique de la vessie, long de dix centimètres. C'était vraisemblablement un reste de l'ouraque. Ici encore, entre le péritoine et la paroi, existe un fascia transversalis. Aucune trace des vaisseaux inférieurs du fœtus.

II. **Rongeurs**. — Dans l'ordre des RONGEURS, nous avons passé en revue presque toutes les familles, d'abord avec la souris (*mus musculus*) la famille des MURIDÉS. Le rat d'eau (*arvicola amphibius*) nous a permis de connaître celle des CAM-

PAGNOLS, le cobaye (*cavia*) celle des SUBONGULÉS, et le lapin (*lepus cuniculus*) celle des LÉPORIDÉS.

Les MURIDÉS et les CAMPAGNOLS ne présentent aucune distinction ; quant aux SUBONGULÉS, ils ne diffèrent des deux précédentes familles que par la face cutanée. Chez les premiers, en effet, on n'observe rien, qui de l'extérieur, nous indique l'ancien point d'implantation du cordon ombilical. Chez le cobaye, au contraire, vers le milieu de la ligne médio-abdominale, se trouve une surface circulaire, dépourvue de poils, légèrement proéminente et de trois millimètres de diamètre. Elle est d'ailleurs bordée par un sillon circulaire, et nous rappelle en tout le mamelon de l'ombilic humain ; c'est la cicatrice ombilicale cutanée, absente chez les deux types précédents. Les poils n'ont aucune disposition spéciale Les autres détails anatomiques de cette région sont semblables chez ces trois types. En examinant, en effet, l'anneau du côté interne, on voit la

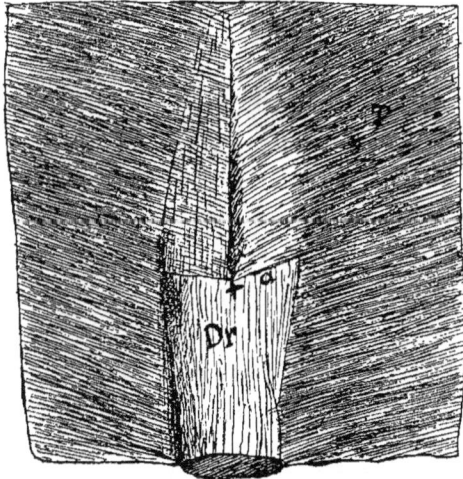

Fig. 3. Ombilic de rat, vu par sa face interne.

Péritoine en place. L'ombilic +, termine un sillon médian, à droite et à gauche, arcade Douglas *a* ; Dr, relief des muscles grands droits. T muscle transverse·

ligne blanche cesser brusquement vers le tiers
postérieur des droits, en se jetant dans une dépression punctiforme. A la même hauteur se trouvent
les arcades de Douglas, qui sont très visibles. En
arrière de ces arcades, la gaîne postérieure des
droits est formée par une couche de tissu cellulaire
sans structure. Ces deux muscles ne forment plus
qu'une seule masse cylindrique proéminente du côté de la cavité abdominale et dont les fibres médianes
semblent s'insérer autour de
l'orifice terminal de la ligne blanche. Cette dépression circulaire est l'anneau ombilical oblitéré. Aucun vestige des vaisseaux du cordon (fig. 3).

Le lapin ne présente pas de cicatrice ombilicale cutanée, mais chez cet animal, la ligne blanche est parfaitement

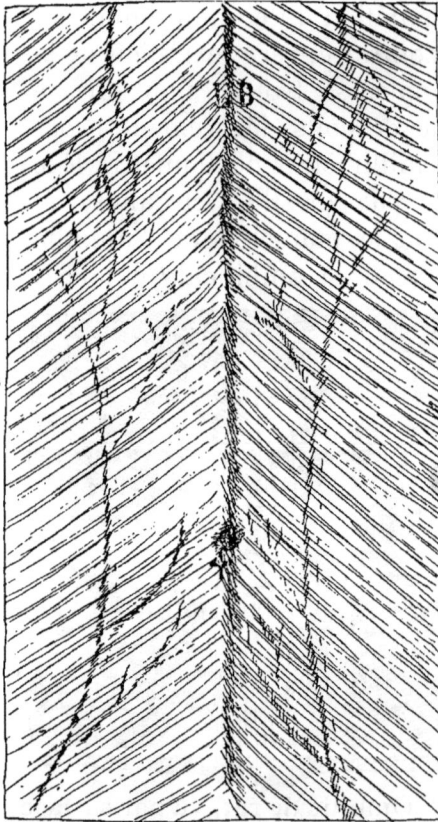

**Fig. 4. Ombilic de lapin, face interne.**
Péritoine en place. Anneau ombilical +; ligne
blanche L B; artères mammaire interne et épigastrique.

visible sur toute la longueur des muscles droits (fig. 4).

Vers la réunion de son tiers postérieur avec son tiers moyen, elle s'élargit légèrement, devient losangique et présente à son centre un enfoncement circulaire, reste de l'anneau ombilical.

III. — **Carnivores**. — Les deux familles qu'il nous a été possible d'étudier, sont celles des FÉLIDÉS et des CANIDÉS. Pour la première, nous avons pris le chat *(felis domesticus)*; le chien (*canis familiaris*), nous a permis de connaître la seconde. La région ombilicale du chat n'a aucun caractère qui la distingue du lapin (fig. 4).

L'anatomie de la région ombilicale du chien nous a paru des plus intéressantes; car, ainsi que nous le verrons au cours de cette étude, elle a plus d'un trait de ressemblance avec celle de l'homme. Toujours située, comme chez les autres animaux, vers le tiers postérieur de la ligne blanche, la face cutanée nous présente un mamelon, glabre ou recouvert de poils follets, plus ou moins saillant. Tout autour de ce mamelon un sillon et quelquefois, autour du sillon, un rudiment de bourrelet. Cette disposition se trouve sept fois sur dix. Dans les autres cas le mamelon fait défaut, et nous n'avons plus qu'une dépression. Tous les poils de la paroi abdominale convergent vers le nombril. Sur la face interne de la paroi abdominale se détachent des franges graisseuses (fig. 5), plus ou moins développées, suivant l'embonpoint du sujet, mais jamais absentes. Elles forment une véritable collerette tout autour de la dépression ombilicale bouchée elle-même par un cylindre de graisse. Ces franges dont la charpente est constituée par des replis du péritoine pariétal s'étendent sur toute la paroi abdominale; en avant de l'ombilic, elles ne contractent aucun rapport de continuité avec le ligament falciforme; en arrière, elles vont presque jusqu'au niveau de la vessie. On ne trouve aucune trace des vaisseaux ombilicaux.

Après avoir enlevé le péritoine et la boule graisseuse qui obstrue l'anneau ombilical, on ne tarde pas à s'apercevoir, dans les cas de mamelon proéminent, qu'il existe une petite boule graisseuse propéritonéale que les pathologistes avaient considérée comme une hernie épiploïque.

Chez ces animaux, la vessie qui n'a aucune attache ombilicale, peut quelquefois se mettre en

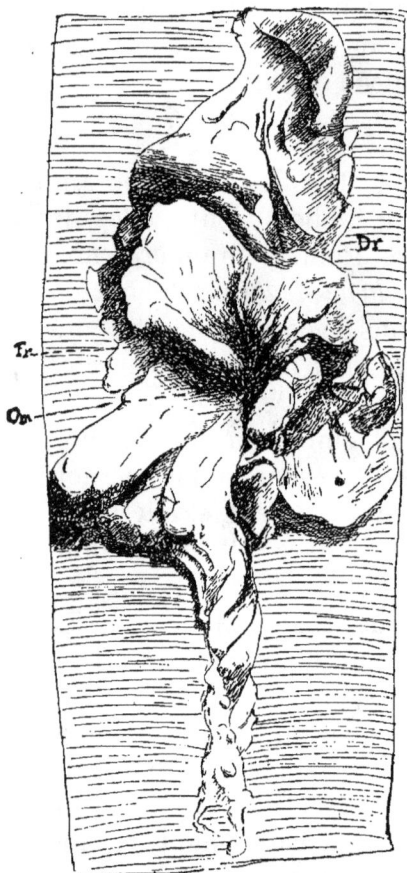

Fig. 5. Ombilic de chien, face postérieure.

L'ombilic Om, est entouré par une collerette de franges adipeuses Fr. Dr, le muscle grand droit.

rétroversion dans la cavité pelvienne. Une rétention d'urine et une dilatation vésicale consécutive
en sont la conséquence, et la vessie peut venir faire
saillie à côté de l'anus où on la ponctionne.

L'étude rapide que nous venons de faire chez ces
animaux nous montre que l'anneau ombilical n'a
aucune ressemblance chez les adultes et chez les
jeunes. Chez ces derniers, et principalement chez
le poulain, le veau et le chiot, l'anneau ombilical
largement ouvert, laisse très souvent passer de
l'épiploon ou des anses intestinales formant la hernie ombilicale congénitale. Ces hernies, le plus
souvent, guérissent par simple resserrement de
l'anneau. Chez le type adulte, au contraire, la hernie ombilicale est excessivement rare, grâce au
renforcement de la ligne blanche au niveau de
l'ombilic, soit par ses fibres propres, comme chez
les ruminants, soit par des fibres surajoutées
comme chez les solipèdes. Chez ces types, la tunique abdominale ne tarde d'ailleurs pas à venir
obstruer l'anneau.

# CHAPITRE II

---

## L'Ombilic d'après les auteurs classiques

La description des classiques peut se résumer de la façon suivante :

L'ombilic ou nombril de l'adulte est un orifice de la ligne blanche qui correspond au point d'attache cutané du cordon ombilical du fœtus. Il est fermé à l'extérieur par la peau cicatricielle qui adhère à son contour. Sa face interne libre est séparée de la cavité abdominale par le péritoine pariétal qui passe à sa surface. Cependant, une fois sur cinq, un fascia ombilicalis, d'une épaisseur variable, couvre l'anneau et fait doublure au péritoine. Cette ouverture avec sa bordure mesure un centimètre au plus en diamètre. Elle représente assez bien la gueule d'un four ordinaire (Blandin) par son bord supérieur cintré et son bord inférieur rectiligne.

L'orifice central, de 2 à 4 millimètres environ est libre. Il renferme seulement une boule de graisse. Les bords de cet orifice sont formés par les faisceaux obliques des aponévroses de la ligne blanche auxquels s'ajoutent par derrière des fibres arquées ; le tout formant une masse homogène qui n'est point tiraillée dans les contractions. Le bord supérieur de l'anneau est libre de toute adhérence, le bord inférieur reçoit l'insertion de l'ouraque, des artères ombilicales et de la veine ombilicale (fig. 6), en tout quatre cordons séparés. La veine peut se fixer quelquefois sur le côté droit du cintre et être dissociée en filaments. De là fusion de tous ces tractus avec la base de l'anneau, il résulte un noyau fibreux, épais, très adhérent à la peau qu'il attire de son côté. Au centre de ces quatre cordons, Bonamy signale comme constante une petite fossette intervasculaire.

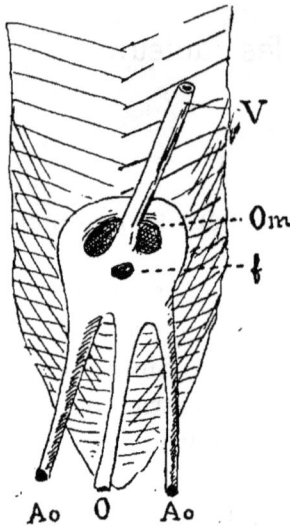

Fig. 6. Type des *Auteurs classiques.*

Figure grossie ; la veine ombilicale V, les artères Ao et l'ouraque O aboutissent tous au bord inférieur de l'anneau Om de forme cintrée ; f fossette intervasculaire.

Le péritoine pariétal est appliqué à la face interne de l'anneau et n'adhère que lâchement à celui-ci ; il en est d'ailleurs séparé par une nappe adipeuse lobulée chez les sujets gras. Tantôt il passe directement le long de l'orifice, tantôt il s'y déprime ; à ce niveau la peau et le péritoine ferment seuls la cavité abdominale.

Le fascia ombilicalis, lorsqu'il existe, s'étend sur une hauteur variable. Il est formé de fibres transversales appliquées contre le péritoine, qui peuvent être suivies jusque sur les bordsdes muscles droits où elles se confondent avec le feuillet postérieur de leur gaine aponévrotique.

Pour Stratz *un nombril bien conformé, doit être haut placé, petit et déprimé,* et Hyrtl, comparant l'orifice ombilical de l'homme à celui des animaux, dit : *Aucun animal n'a l'ombilic aussi grand et aussi plissé que l'homme. Chez beaucoup de mammifères, il n'est pas reconnaissable.*

# CHAPITRE III

---

## Variétés de conformation de l'ombilic

La conformation habituelle de l'ombilic, que nous venons de décrire, présente de nombreuses variétés qui se rapportent au plan fibreux, aux cordons vasculaires ou au péritoine. Nous les classerons de la façon suivante :

1° Variétés de l'anneau fibreux.

2° Variétés de dispositions des cordons vasculaires.

3° Variétés du fascia ombilicalis, son interprétation.

4° Variétés du péritoine.
- *a*) Formation de méso.
- *b*) Franges adipeuses.
- *c*) Diverticules.
- *d*) Atrophie.

### 1° *Variétés de l'Anneau fibreux*

Cet anneau représente la trace du passage du cordon à travers la ligne blanche. On peut l'étu-

dier, soit par sa face externe, après avoir enlevé la
peau, soit par sa face postérieure, après avoir
enlevé le péritoine. Vu par sa face sous-cutanée,
c'est un anneau de forme généralement circulaire,
très adhérent à la peau qui le recouvre. Par sa
face sous-péritonéale, il nous apparait le plus souvent circulaire (22 fois sur 50), quelquefois ellipti-
que à grand axe transversal (7 fois sur 50), et enfin
semi-circulaire à arc supérieur (3 fois sur 50).
Ce dernier type, comparé par Blandin à la
forme d'un cintre ou d'une gueule de four, était
considéré comme le type normal depuis la publi-
cation de cet auteur. Richet, qui plus tard s'occupa
de cette question, ne tarda pas à s'apercevoir de cette
erreur et décrivit cet orifice comme un quadrilatère à
angles arrondis. Chez les individus à ombilic cintré,
cette configuration s'explique par la disposition et le
mode d'insertion des artères ombilicales et de l'ouraque. Ces vaisseaux sont courts, augmentés de
volume et maintenus à la paroi par un long méso
(fig. 21). En aboutissant à l'ombilic, ils forment un
cordon largement étalé et contractent des adhérences avec les bords latéraux de l'anneau jusqu'à
moitié hauteur de ceux-ci. A notre avis, ce sont
ces cordons, trop courts par rapport à une longue
paroi abdominale qui, tendus du sommet de la vessie à l'ombilic, attirent en bas les parties latérales
de l'anneau et impriment à celui-ci sa forme spéciale. Il est des cas (18 sur 50), où il ne nous a pas
été possible de reconnaître un anneau, l'orifice
étant complètement fermé, soit par fusion de ses
bords latéraux, soit par une disposition spéciale
des vaisseaux.

Les bords de cet anneau fibreux ont une épaisseur variable. Chez les deux tiers des individus
à peu près, nous n'avons remarqué aucune différence entre l'épaisseur de ces bords et celle de la
ligne blanche. Sur quelques cadavres obèses, l'anneau fibreux était beaucoup moins épais que les
autres parties de cette ligne ; et sur dix-sept des
sujets que nous avons examinés, il était manifestement plus fort. Ce renforcement se traduisait
par un bourrelet fibreux à la face postérieure de
l'anneau. Nous ne croyons pas avec Richet qu'à ce
niveau chez tous les individus, se trouvent des
fibres surajoutées ; mais lorsque le bourrelet postérieur existait, il nous a été possible de dissocier
un certain nombre de ses fibres, et de voir qu'elles
ne se continuaient pas avec la gaîne des droits.
Elles se terminaient au contraire au niveau du
bourrelet. Il est bien probable que nous avions à
faire à des fibres supplémentaires. L'orifice central
de l'anneau mesurait de 0 à 6 millimètres de diamètre.

## 2° *Disposition des vaisseaux*

Dans ce chapitre, nous allons étudier les vestiges des vaisseaux du fœtus, représentés chez
l'adulte par des cordons fibreux, reste de la gaîne
adventice des artères et de la veine, habituelle-
ment imperméables. Nous signalerons en outre,
des formations vasculaires que l'on désigne sous le
nom de vaisseaux para-ombilicaux.

3

La disposition décrite par les classiques nous représente quatre cordons fibreux venant s'insérer en un même point sur le bord inférieur de l'anneau. Cette forme doit être exceptionnelle. Pour notre part, nous ne l'avons jamais rencontrée chez l'adulte. Elle correspond à celle de l'enfant. Luschka, plus exact, figure dans son anatomie (*die Anatomie der Menschen,* tome II, page 112, année 1863) une veine ombilicale se divisant en deux faisceaux à une certaine distance de l'ombilic; ceux-ci viennent respectivement s'insérer sur chaque bord latéral de l'anneau.

Charles Robin (*Mémoire de la Société de Biologie,* 1860, page 107) décrivit ces différents ligaments de la façon suivante :

« *Le ligament fibreux qui fait suite à l'ouraque se perd quelquefois en s'effilant sur la face postérieure de la ligne blanche, sans avoir de relation avec les autres filaments. D'autres fois il monte en entier, subdivisé ou non sur la ligne médiane et se joint aux deux ligaments artériels plus bas que l'ombilic. Parfois il se jette latéralement sur l'un des deux ligaments artériels avant leur réunion sur la ligne médiane; mais alors une ou plusieurs de ses branches vont rejoindre le ligament qui fait suite à la veine ombilicale. Le plus souvent il ne fait que communiquer par un ou deux minces filaments avec les ligaments des artères, et se continue en cordon simple ou subdivisé avec un ou deux faisceaux principaux du ligament de la veine ombilicale, sans avoir de connexion avec l'anneau. Jamais il ne s'insère immédiatement; et lors même que les deux liga-*

ments *faisant suite aux moignons artériels, vont directement à l'anneau, c'est à eux qu'il s'unit quand il approche beaucoup de ce dernier. Enfin, quelquefois, il passe derrière l'ombilic sans entrer en connexion avec lui et se continue, comme il vient d'être dit, avec le ligament de la veine entier ou avec une de ses branches. Par cette continuation des ligaments faisant suite à l'ouraque et à la veine ombilicale, la vessie se trouve reliée mécaniquement au foie.* »

Et plus loin, à propos de la veine ombilicale : « *A l'extrémité de la veine oblitérée et rétractée sont insérés des filaments aplatis d'un blanc jaunâtre qui tranche sur la teinte grise de celle-ci. Ils rampent à la surface à laquelle ils adhèrent fortement dans une étendue de 3 à 5 centimètres, avant d'abandonner son extrémité, qu'ils enchâssent en quelque sorte. Au-delà de celle-ci ils se réunissent ordinairement en un ligament unique, long de un ou plusieurs centimètres, qui se divise bientôt en deux ou trois filaments accolés l'un à l'autre. Parfois un ou plusieurs de ceux-ci se bifurquent de nouveau dans le voisinage de l'ombilic. Ils sont généralement grêles ; leur volume n'est pas nécessairement en rapport avec celui des ligaments sous-ombilicaux, et leur disposition n'offre pas les variétés qu'on observe sur ces derniers.*

*Ordinairement un de ces filaments, qui est presque toujours le plus gros, se continue derrière l'anneau avec le ligament qui fait suite au cordon fibreux de l'ouraque. Mais en même temps, des divisions de ce vaisseau ou les branches du ligament de la veine*

se continuent derrière ou sur les côtés de l'ombilic
avec des branches des ligaments artériels.

*Ils passent ainsi derrière l'anneau sans lui adhérer
et, appliqués contre lui par le péritoine, le tissu
lamineux et le fascia ombilicalis. Quelquefois ils
concourent à empêcher les viscères de traverser l'ombilic. En même temps que les dispositions précédentes, il n'est pas rare de voir les particularités que
voici, bien qu'elles ne soient pas constantes. De chaque côté de l'anneau, à son niveau ou un peu plus
bas, s'intriquent avec les fibres d'insertion des ligaments artériels, celles de deux des subdivisions du
ligament faisant suite à la veine; il peut aussi en
venir un s'unir avec les fibres de ces ligaments artériels, au bord inférieur de l'anneau ».*

Malheureusement, cette intéressante communication n'est accompagnée d'aucun dessin; il faut
attribuer à cette lacune le peu d'attention que lui
ont porté les anatomistes.

Pourtant, Dschine (Thèse de Moscou, 1902) signale le travail de Robin et le confirme en partie.

Jorys (*Bulletin de l'Académie royale de Médecine
de Belgique,* 1905), dans sa communication sur les
veines ombilicales et para-ombilicales, nous parle
de la terminaison inférieure de la veine ombilicale
en ces termes :

*« La partie inférieure du cordon veineux se com-
pose de plusieurs faisceaux longitudinaux d'aspect
blanchâtre et luisant, riches en fibres élastiques. Ils
sont lâchement réunis en un cordon aplati qui se
laisse aisément déchirer dans le sens de la longueur.
Au niveau de l'anneau ombilical, ces faisceaux se*

*séparent et divergent pour s'insérer à la ligne blan-
che, au pourtour de l'ombilic, et parfois ils s'étendent jusque sur l'ouraque ou sur les cordons qui
succèdent aux artères ombilicales.* »

Ce qui nous a frappé au cours de cette étude, c'est
la grande diversité des types. La plupart de nos cas
se rapprochent néanmoins de la description de
Robin. Nous avons constaté qu'on pouvait d'une
façon générale les classer en deux grands groupes :

*1er groupe.* — Les trois cordons inférieurs se
réunissent en un seul, avant d'aboutir aux bords
inférieur et latéraux de l'anneau fibreux ombilical ;
la veine reste indépendante de ce cordon et s'insère
par deux ou trois branches, aux bords supérieur
ou latéraux de ce même anneau.

*2me Groupe.* — Ces cordons inférieurs et supérieurs s'envoient réciproquement des anastomoses.

Nous ne saurions mieux faire que de décrire en
détail la plupart des types que nous avons rencon-
trés, en les classant d'après leur ordre de fréquence.

1° Figure VII. (18 fois sur 50.) Les trois vaisseaux, ouraque et artères ombilicales se réunissent en un même point, à quatre centimètres au-
dessous de l'ombilic. Le cordon unique qui en
résulte, aplati dans le sens antéro-postérieur,
s'insère par son extrémité supérieure à la demi-
circonférence inférieure de l'anneau fibreux. Avant
sa terminaison l'ouraque est réduit à un simple
filament cylindrique, tandis que les vestiges des
artères ombilicales ont un calibre notable (fig. 7).

La veine, à six centimètres au-dessus de l'om-

bilic, se divise en deux faisceaux de grosseur égale
aboutissant sur chacun des bords latéraux de l'anneau. Leurs insertions se confondent avec les fibres les plus latérales du cordon inférieur. Le péritoine qui revêt tout ce système, l'applique contre la paroi sans formation de méso.

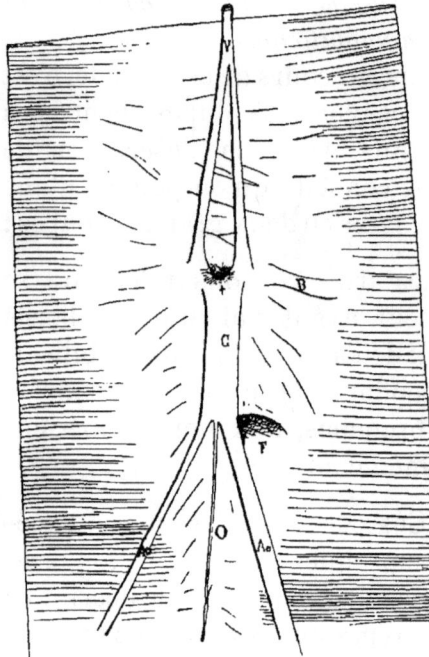

2° Figure VIII. — (7 fois sur 50.) Ici, la réunion des trois cordons inférieurs ne s'éffectue pas en un seul point. L'ouraque se jette d'abord dans l'ar-

Fig. 7. *Disposition des cordons vasculaires. type habituel.*
Péritoine enlevé. Veine ombilicale bifurquée V se terminant sur les côtés de l'anneau ; ouraque O et artères Ao, réunis en C ; F, fossette ; B, bride.

tère ombilicale droite, à huit centimètres au-dessous du nombril. L'artère gauche vient rejoindre le cordon deux centimètres plus haut. Le ligament rubané qui résulte de cette fusion s'insère sur les bords inférieur et latéraux de l'anneau (fig. 8).

La veine se termine en deux branches courtes. L'une de celles-ci s'arrête sur le milieu du bord

supérieur, l'autre sur le bord droit de l'anneau où
elle se confond
avec les fibres du
cordon inférieur.
Une longue bran-
che anastomoti-
que s'étend de
l'artère ombilica-
le droite au tronc
de la veine. En ou-
tre, cette dernière
donne sur son
trajet trois bran-
ches allant se ter-
miner, en se ra-
mifiant, dans la
portion de la ligne
blanche située au-
dessus du nom-
bril. Des anasto-
moses existent
entre l'artère om-
bilicale gauche et
le cordon, entre
l'ouraque et cha-
cune des artères
ombilicales, entre les deux artères ombilicales.

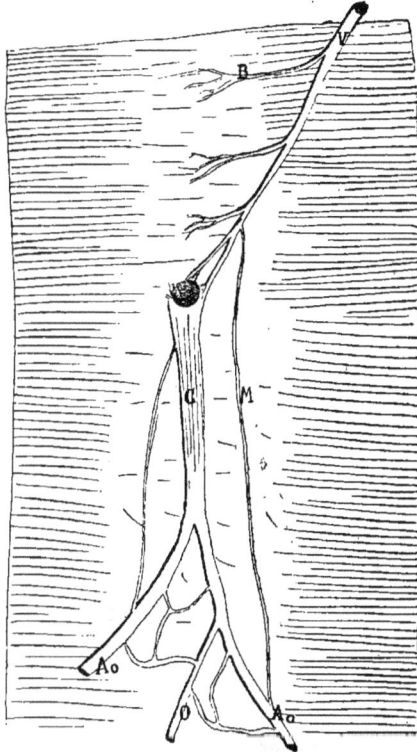

**Fig. 8. Cordons vasculaires,
type anastomotique.**

Péritoine enlevé. B, branches de la veine ombilicale V ; anastomose M ; cordon commun C.

3° Figure IX. — (5 fois sur 50.) Les trois cordons
inférieurs se réunissent comme dans le cas précédent. Le cordon commun, court, aboutit à la moitié
gauche de l'anneau et à sa partie latérale gauche
(fig. 9).

La veine présente deux longues branches de
bifurcation, l'une aboutissant au bord supérieur

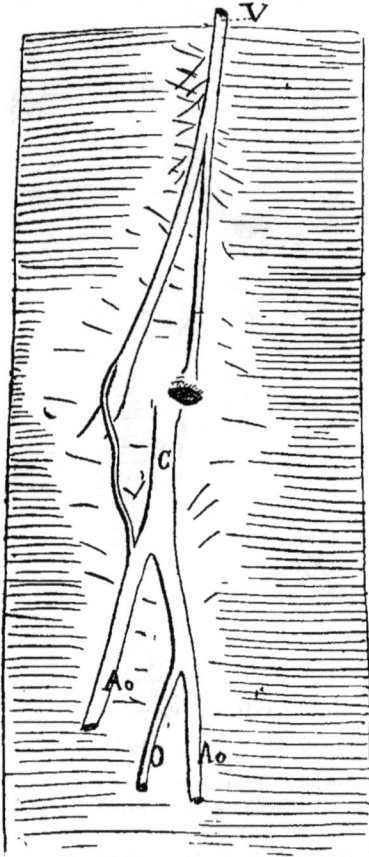

Fig. 9, Cordons vasculaires,
type anastomotique uni-
latéral.

Péritoine enlevé. Mêmes lettres qu'à la
figure huit.

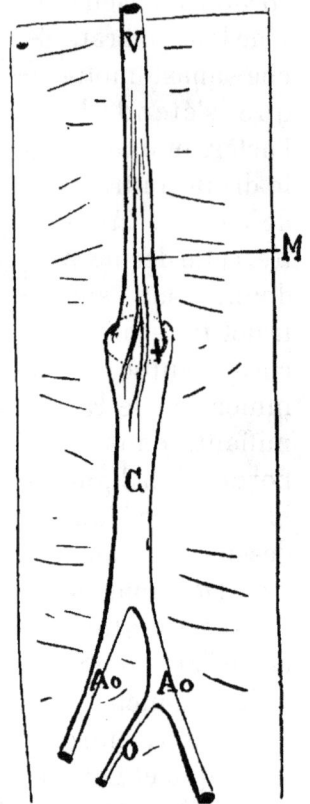

Fig. 10.
Cordons vasculaires

Péritoine enlevé. L'anneau +
est fermé par les anastomoses des cordons à sa face
postérieure. M, branche anastomotique.

de l'anneau, l'autre allant se jeter sur la paroi

abdominale et recevant avant sa terminaison une anastomose de l'artère ombilicale gauche.

4° Figure X. — (5 fois sur 50.) Même mode de réunion des cordons inférieurs (fig. 10). L'orifice ombilical postérieur est complètement obstrué par les vaisseaux inférieurs et supérieurs qui se fusionnent bout à bout à ce niveau, figurant ainsi un cordon étendu de la face inférieure du foie au sommet de la vessie et soudé à la paroi abdominale au niveau de l'ombilic.

5° Figure XI. — (3 fois sur 50). Les trois cordons, hypertrophiés et perméables sur une certaine partie de leur étendue, s'effilent brusquement en de minces cylindres qui se réunissent en un même point, à 2 ou 3 cent. au-dessous de l'ombilic, pour aboutir à la demi-circonférence inférieure de l'anneau (fig. 11).

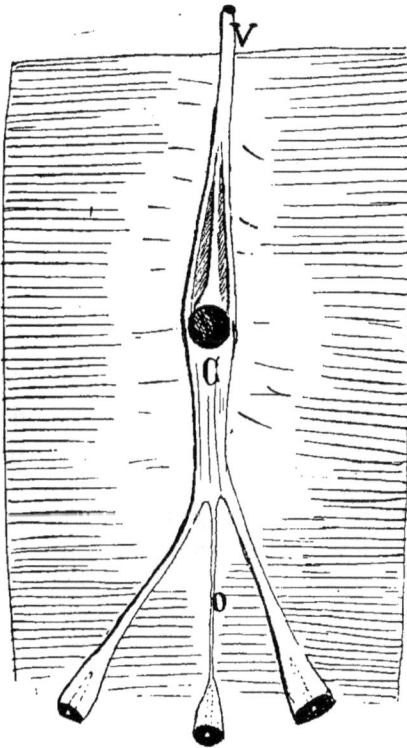

Fig. 11. Cordons vasculaires

Péritoine enlevé. Veine ombilicale V trifurquée, artères et ouraque O hypertrophiés et perméables, se terminent en filaments réunis en un cordon commun C.

La veine trifurquée, par son faisceau médian élargi s'unit au bord supérieur de l'anneau; par ses faisceaux latéraux se continue avec le cordon inférieur.

6° Figure XII. — (3 fois sur 50.) L'ouraque et les artères ombilicales tous multifides, se jettent dans un tractus de travées fibreuses d'où se détachent, vers la partie supérieure trois petits filaments.

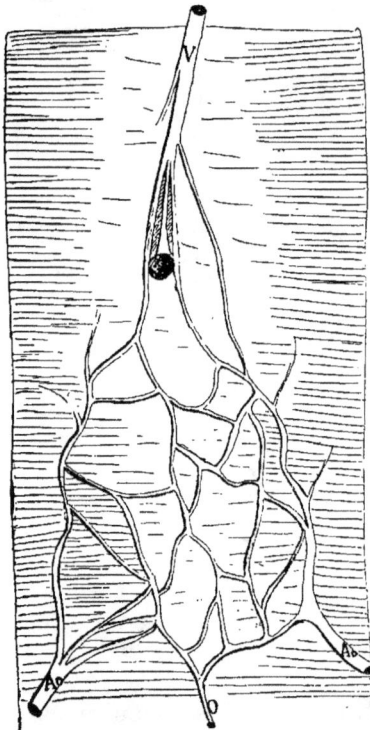

**Fig. 12. Cordons vasculaires**
(Disposition en réseau)

La veine ombilicale trifurquée prend des adhérences solides avec le bord supérieur de l'anneau par son faisceau médian qui s'y termine; ses faisceaux latéraux se continuent avec deux des filaments inférieurs. Le tronc de la veine est rattaché au plexus anastomotique ombilico-ouracal par le troisième filament. Cette veine présente en outre, au-dessus de cette anastomose, une petite branche qui se jette dans la ligne blanche.

7° Figure XIII. — (2 fois sur 50). L'ouraque par

de nombreux filaments s'éparpille dans la ligne blanche à cinq centimètres au-dessous de l'ombilic. Les deux artères ombilicales forment un cordon de petit volume qui se termine dans la ligne blanche à un demi-centimètre au-des-sous de l'anneau.

La veine ombili-cale bifurquée s'in-sère par une de ses branches sur le bord latéral droit de l'om-bilic et par l'autre s'anastomose avec les artères ombilica-les.

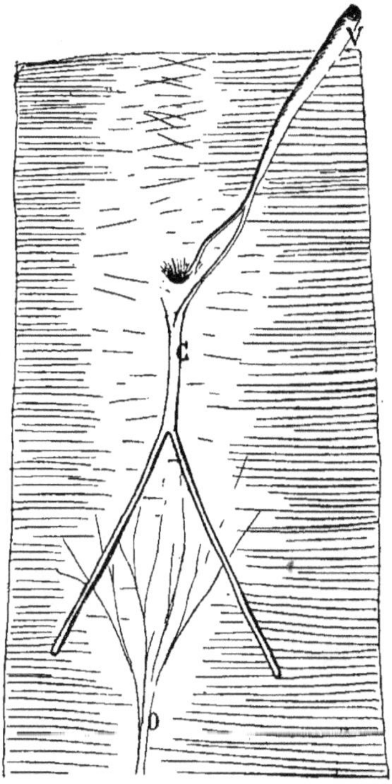

8° Figure XIV. — (2 fois sur 50.) Ce type excessivement cu-rieux se trouve sur des sujets où la cica-trice cutanée ne cor-respond pas à l'an-neau fibreux et se trouve plus bas situé que celui-ci. Deux cordons résumant, l'un les trois cordons inférieurs, l'autre la veine ombi-licale, se réunissent avant de pénétrer dans l'anneau fibreux. Le tronc qui en résulte passe à travers cet anneau, devient sous-cutané et va s'insérer tout autour du bourrelet. Les fibres

**Fig. 13. Cordons vasculaires**

Péritoine enlevé. Ouraque O terminé en pinceau, artères réunies en un cordon commun C, veine V.

appartenant au cordon inférieur décrivent donc un crochet pour aboutir à leur terminaison ombilicale. En outre, la veine présente deux branches qui vont elles-mêmes se terminer dans la peau après avoir traversé deux orifices de la ligne blanche.

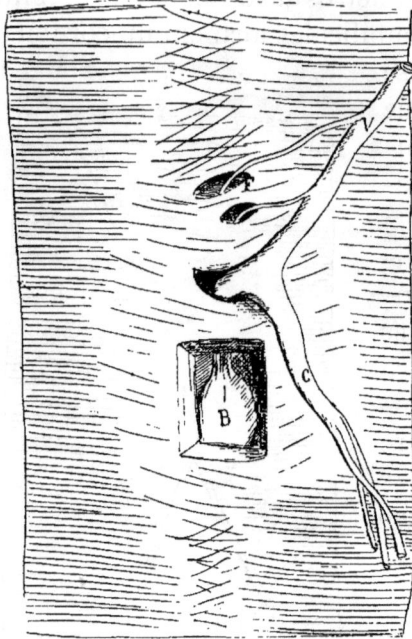

**Fig. 14. Cordons vasculaires.
Discordance des orifices.**

Péritoine enlevé, le cordon inférieur C et la veine V passent par l'orifice interne et descendent en avant de la ligne blanche pour se fixer sur le bourrelet cutané B. B, bourrelet cutané visible à travers une fenêtre.

9° Figure XV. — (2 fois sur 50.) Le cordon inférieur à deux centimètres de l'ombilic se creuse d'une cavité centrale et se dilate pour venir s'insérer en forme d'entonnoir sur tout le pourtour fibreux de l'anneau (fig. 15).

La veine se termine en s'anastomosant avec ce cordon.

10° — (2 fois sur 50.) — Le cordon inférieur et la veine s'unissent l'un à l'autre sur le côté gauche de l'anneau sans contracter d'adhérences avec celui-ci.

11° — Dans une autre observation, le cordon inférieur et la veine s'inséraient au même niveau à trois centimètres au-dessous de l'anneau. La veine passait en arrière de celui-ci sans se souder.

En examinant ces formes si diverses, on est à se demander s'il existe réellement un mode normal de disposition de ces divers ligaments autour de l'anneau. Nous croyons pouvoir décrire un type schématique se rapprochant de celui représenté à la figure VII et auquel chacun de ceux que nous connaissons correspondra dans une certaine mesure; ce schéma est le suivant:

En règle générale les filaments résultant de l'oblitération des vaisseaux ombilicaux, se comportent ainsi. L'ouraque et les artères ombilicales se réunissent en un cordon commun, à une distance variable de l'ombilic. Ce cordon aplati s'insère sur les bords inférieur et latéraux de l'anneau. La veine ombilicale se divise en un nombre variable de filaments qui s'insèrent le plus souvent sur les bords latéraux de l'anneau,

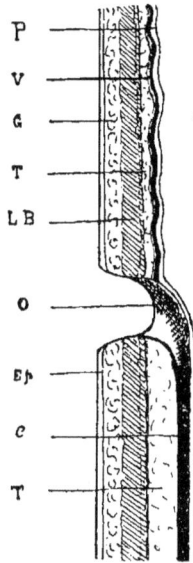

Fig. 15. Cordons vasculaires. Terminaison infundibuliforme du cordon inférieur

Coupe antéro postérieure de l'ombilic. Les artères et l'ouraque forment un seul cordon C, qui coiffe la partie postérieure de l'anneau. O, ombilic sans mamelon ni bourrelet; V, veine ; P, péritoine ; L B, ligne blanche ; T, tissu cellulo graisseux ; Ep, peau ; G, panicule adipeux.

quelquefois sur son bord supérieur. Un nombre
variable de rameaux de la veine et des cordons
inférieurs se terminent dans la paroi, avant d'ar-
river à l'ombilic; des anastomoses rattachent la
veine aux cordons inférieurs.

### Veines para-ombilicales

Ces veines ont d'abord été décrites par Sappey et
leur étude a été reprise tout récemment par Jorys
(*Bulletin de l'Académie royale de Belgique*, 1905).
M. Mériel publia sur ce sujet une note à la Société
anatomique (1902). Ce système veineux qui sert de
trait d'union entre le système des veines vésico-
ombilicales et le système porte, est des plus intéres-
sants. Formé par deux veines principales, veines
para-ombilicale droite et para-ombilicale gauche,
il joue un rôle pathologique important dans les
cas de cirrhose hépatique. Jorys considère la veine
para-ombilicale droite comme la portion intra-
embryonnaire de la veine ombilicale droite.
Nous avons constaté la présence de ces veines
para-ombilicales, mais nous n'avons pas cru devoir
faire entrer ce travail dans le cadre de nos recherches; nous renvoyons le lecteur à la communication de Jorys.

### 3° Variétés du fascia ombilicalis

Signalée par Vidal de Cassis (*Des hernies ombilicales et épigastriques, thèse de Paris, 1848)*, cette

lame aponévrotique a été décrite tour à tour par
Richet *(Anatomie médico-chirurgicale,* 1856–1877),
Gauderon *(Thèse de Paris, 1876),* et Sachs (*die
Fascia umbilicalis, in Archiv. für path. Anatomie,*
1887).

Richet lui a donné le nom de fascia umbilicalis.
Pour en avoir une idée aussi complète que possible,
il l'étudie sur un cadavre présentant tous les attri-
buts de la force et de l'énergie. « *Le péritoine, dit-
il, qui enveloppe la veine ombilicale, est, depuis
l'anneau jusqu'à 3 ou 4 centimètres au-dessus de
cette ouverture, doublé par une lame blanchâtre à
fibres dirigées transversalement et coupant à angle
droit la direction de la veine. Ces fibres peuvent être
suivies jusque sur les droits où elles se confondent
avec le feuillet postérieur de leur gaine aponévrotique. Inférieurement, ce fascia ne descend point au-
dessous de la cicatrice ombilicale; quelquefois,
cependant, on le voit se prolonger sur le cordon
fibreux des artères et s'y terminer d'une manière
insensible. Supérieurement, tantôt il finit nettement
à 3 ou 4 centimètres de l'anneau; d'autres fois, il
se comporte comme inférieurement, c'est-à-dire qu'il
est impossible de lui assigner des limites précises.
Ce fascia umbilicalis, si marqué chez certains sujets,
l'est si peu chez d'autres que c'est à peine si l'on
aperçoit quelques rares fibres aponévrotiques dou-
blant la séreuse pariétale.* » Il considère l'espace
situé entre la face postérieure de la ligne blanche
et le fascia umbilicalis comme un canal auquel il
donne le nom de gouttière ombilicale. « *Ce canal
contient chez l'adulte le cordon fibro-celluleux, ves-*

*tige de la veine ombilicale, entouré de tissu celluleux dont les mailles se chargent de graisse jaunâtre très abondante chez quelques sujets.* » Richet tente d'établir un parallèle entre le canal ombilical et le canal inguinal.

Pour Gauderon qui a examiné dix enfants de 2 à 15 ans, il n'a trouvé le fascia bien net que deux fois ; sept fois il était réduit à des lamelles sans adhérences avec la gaine des droits.

Sachs conclut, de nombreuses recherches, qu'il faut distinguer trois formes dans le fascia ombilicalis :

1° Le fascia n'existe pas ou finit très au-dessus du bord supérieur de l'anneau ;

2° Le fascia, par son bord inférieur concave et net, couvre le bord supérieur de l'anneau ou l'affleure seulement ;

3° Le fascia couvre tout l'anneau.

Au point de vue de la fréquence, la statistique de cet auteur a porté sur l'autopsie de 207 enfants dont l'âge variait de un à onze mois. Il note :

L'absence du fascia . . . . . . . . . . . . . 64 fois
Sa présence . . . . . . . . . . . . . . . . . 143 —
se répartissant : en fascia couvrant l'anneau 48 —
fascia au-dessus ou affleurant l'anneau. . . 25 —

Nos recherches nous ont permis de constater que la classification de Sachs ne reconnaissait pas un nombre suffisant de types ; car elle ne tient aucun compte de l'importance du développement de ce feuillet et nous éclaire incomplètement au sujet de sa situation exacte. C'est en nous inspirant de

ces deux ordres de faits que nos résultats seront
ainsi classés :

1° Fascia absent : 8 fois ;

2° Fascia haut situé et représenté par une bride
de un centimètre et au-dessous : 9 fois ;

3° Fascia développé sur une hauteur de plus de
un centimètre, mais n'atteignant pas le bord supérieur de l'anneau : 11 fois ;

4° Fascia atteignant le bord supérieur de l'anneau : 7 fois ;

5° Fascia couvrant une partie de l'anneau :
3 fois ;

6° Fascia couvrant tout l'anneau : 5 fois ;

7° Fascia descendant au-dessous de l'anneau :
7 fois.

L'absence du fascia, ainsi qu'on peut le remarquer, est beaucoup moins élevée que ne l'a indi-
qué Sachs. Sur cinquante observations, il ne man-
quait que 8 fois ; ce qui fait une moyenne de
16 pour 100. Or, la statistique de Sachs nous
donne un chiffre presque double (31 pour 100).
Cette différence considérable s'explique, croyons-
nous, par ce fait que nous n'avons pas examiné une
même catégorie de sujets. L'auteur allemand a
recueilli ses observations sur des enfants au-dessous de onze mois, et nous au contraire, exclusi-
vement sur des adultes.

On peut penser que le fascia doit dans certains
cas, se former au cours de la croissance, ainsi qu'il
arrive pour beaucoup de tissus fibreux qui ne
prennent leur plein développement qu'après la
puberté. En outre de l'influence musculaire à

4

laquelle nous faisons allusion en ce moment, Richet a cru devoir faire intervenir la pression de l'intestin contre la paroi abdominale.

Ce fascia, lorsqu'il est représenté par une simple bride, pourrait passer facilement inaperçu. Dans ce cas, il est situé le plus souvent à 4 ou 5 centimètres au-dessus de l'ombilic.

Les fibres qui le forment peuvent s'étendre sur une hauteur variant de quelques millimètres à un centimètre et vont toujours se souder sur les parties latérales avec la gaîne des droits. Elles peuvent être dissociées ou intimement unies les unes aux autres. Cette bride est représentée sur différentes figures de notre travail.

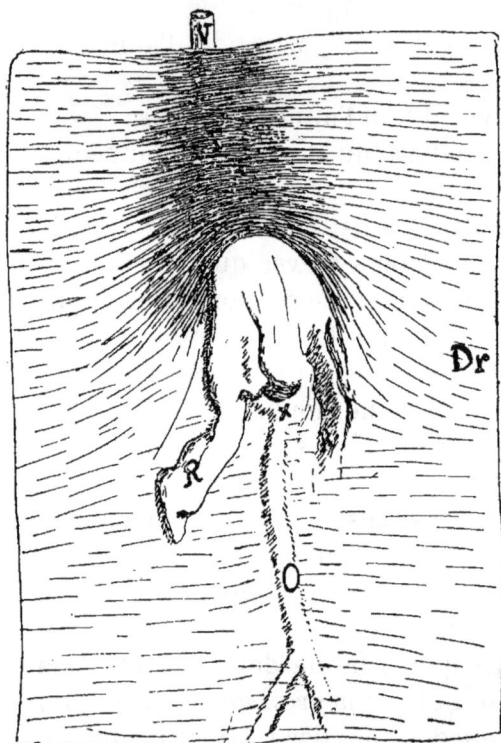

Fig. 16. Fascia ombilicalis.

Péritoine en place. Anneau transversal + ; F, fascia umbilicalis ; R franges adipeuses ; O, cordon inférieur.

Très souvent (11 fois sur 50) ce fascia ombilicalis,
formé de fibres transversales, fortement serrées
entre elles, s'étend sur une hauteur plus considérable et peut atteindre 5 à 6 centimètres. Son bord
supérieur est à une certaine distance de l'anneau
(fig. 16). La veine ombilicale passe donc dans un
canal formé par la ligne blanche et cette lame
fibreuse plus ou moins épaisse. Il est facile de voir
qu'il n'existe aucune fossette aux points d'entrée
et de sortie de ce liga-
ment (fig. 16), le péri-
toine lui étant intime-
ment soudé.

Sept fois seulement
le fascia atteignait le
bord supérieur de l'an-
neau et figurait ainsi le
type de Richet (fig. 17).
Le péritoine entourait
complètement le liga-
ment de la veine ombi-
licale; au-dessous du
bord inférieur du fascia
se trouvait, sur deux
sujets, une fossette om-
bilicale.

Dans trois observa-
tions, le fascia descen-
dait à peu près à mi-
hauteur de l'anneau,
laissant ainsi la partie

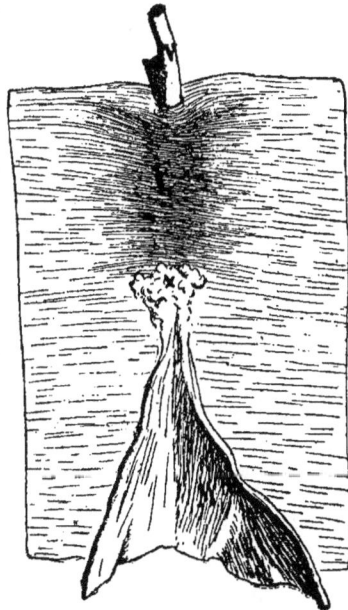

**Fig. 17. Fascia umbilicalis
F et formations mésen-
tériques M.**

Péritoine en place, renforcé par un
fascia umbilicalis F; V, veine ombilicale; + ombilic; les artères
ombilicales soulèvent le péritoine
en méso.

inférieure de cet orifice uniquement protégée par
le péritoine.

Enfin, cinq fois, le fascia recouvrait complètement l'anneau en s'arrêtant à son bord inférieur
et sept fois il descendait à 3 ou 4 centimètres au-
dessous de ce bord.

Le fascia ombilicalis varie, non seulement au
point de vue de son siège et de son étendue, mais
encore au point de vue de son épaisseur. Chez certains types (30 fois sur 42), les fibres transversales
qui le constituent sont intimement unies les unes
aux autres; chez d'autres, au contraire, elles figu-
rent un réticulum à mailles plus ou moins larges.
Dans deux observations, le fascia présentait, vers
le milieu de sa hauteur, un orifice rectangulaire
de 3 centimètres de côté au niveau duquel se trouvait une zone péritonéale atrophiée.

Les rapports de la veine ombilicale avec le
fascia ombilicalis sont à peu près constants. La
veine passe en avant du fascia qui l'applique à la
face postérieure de la ligne blanche. Dans ce trajet, elle est en général entourée de tissu graisseux.
Pourtant nous avons une observation, qui nous été
communiquée par M. Charpy, et qui ne correspond pas à cette disposition.

La ligne blanche (fig. 18), à 10 centimètres au-
dessus de l'ombilic, présentait un épaississement
anormal de 3 millimètres (fig. 18). La veine ombilicale pénétrait à 25 millimètres au-dessus de l'anneau dans un canal dont la paroi antérieure était
membraneuse et peu résistante, tandis que la
paroi postérieure était d'une densité et d'une épais-

seur exceptionnelle. Ce n'était certainement pas un vrai fascia ombilical, mais une sorte de transposition de la ligne blanche en arrière de la veine.

Lorsque ce fascia existait, presque toujours ses bords supérieur et inférieur étaient très nets et avaient une disposition arciforme.

Au-dessus du bord supérieur, après avoir enlevé le péritoine, on remarquait dans la zone limitée par l'arc du fascia, une mince couche de tissu celluleux. Au-dessus du bord inférieur de ce fascia, cette couche se continuait insensiblement avec le fascia transversalis. Sur les côtés latéraux, ainsi que le dit

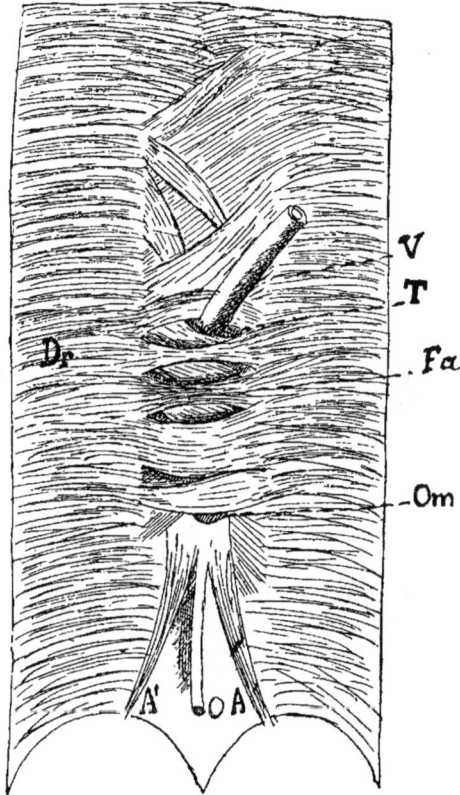

**Fig. 18. Dédoublement de la ligne blanche.**

Péritoine enlevé. La veine ombilicale V s'enfonce par un orifice T, dans un canal de la ligne blanche, dont la paroi postérieure est formée d'épais faisceau Fa. Om ombilic; O, ouraque; A' A artères.

Richet, les fibres transversales se confondaient manifestement avec la portion postérieure de la gaîne des droits.

Il nous a été possible sur des pièces fixées au formol à 5 pour 1000 et macérées pendant une quinzaine de jours, de séparer le fascia ombilicalis de cette gaîne. Nous avons pu pousser notre plan de clivage jusque sur l'aponévrose des muscles transverses. A ce niveau on voyait nettement que la lame dissociée se continuait avec le feuillet postérieur de la gaîne d'enveloppe de ce muscle. Dans le sens de la hauteur et surtout lorsque le facia ombilicalis représentait le type 7 de notre classification, il était facile de le dissocier de cette gaîne des droits et de voir sa continuité avec le fascia transversalis.

M. Charpy a depuis longtemps considéré ce fascia ombilicalis comme un simple épaississement du fascia transversalis (feuillet profond du transverse). Du reste, chez les animaux, le fascia ombilicalis n'existe pas; le fascia transversalis s'étend sur toute la paroi abdominale antérieure. Nous considérerons nous aussi le fascia ombilicalis comme la continuation du fascia transversalis.

La situation du fascia transversalis en arrière de la veine peut s'expliquer dans une certaine mesure par le mode de formation dela paroi abdominale.

La veine ombilicale au moment de la fermeture de la cavité abdominale, est représentée par un vaisseau plus ou moins sinueux. Lorsque les lames de Rakte se rapprochent, pour se souder, l'une de ces sinuosités, placée sur un plan plus antérieur que le reste du vaisseau, peut être pincée sur une plus ou moins grande étendue. De cette façon, une partie constituante de la paroi sera en arrière de la veine et se retrouvera généralement sous forme de facia ombilicalis. Quelquefois (ainsi que le montre la figure 18), le pincement est plus accentué et la veine se trouve située dans un dédoublement de la ligne blanche, voire même sous les téguments.

On peut expliquer de la même façon la descente du fascia jusqu'à 2 ou 3 centimètres au dessous de l'ombilic; les cordons inférieurs étant beaucoup plus tendus que le cordon supérieur, leur partie initiale seule est susceptible d'être pincée.

Dans le même ordre d'idées, lorsque la veine ombilicale est tendue et présente un trajet rectiligne de l'ombilic à la face inférieure du foie, le pincement n'est pas possible et le fascia est absent.

### 4° Disposition du péritoine

D'une manière habituelle (36 cas sur 50), le péritoine qui tapisse la région de l'ombilic est intimement appliqué à la paroi, formant une couche uniforme. Dans ce cas, l'anneau fibreux n'est pas visible sous la séreuse, aucune dépression ne marque la cicatrice ombilicale. Néanmoins, il présente assez souvent des dispositions particulières que nous allons successivement étudier.

## a) Soulèvement en forme de méso

On sait que normalement la veine ombilicale chemine dans le bord libre d'un méso, continuation du ligament falciforme du foie qui la rattache à la paroi abdominale antérieure. Ce méso très court se termine au voisinage même du foie, c'est-à-dire à sept ou huit centimètres au-dessus de l'ombilic.

Dans trois observations sur cinquante ce méso descendait beaucoup plus bas, et s'étendait jusqu'à trois centimètres au-dessus du bord supérieur de l'anneau (fig. 19); tandis que sur quatre autres sujets, il atteignait ce même bord supérieur. Sur ces derniers cada-

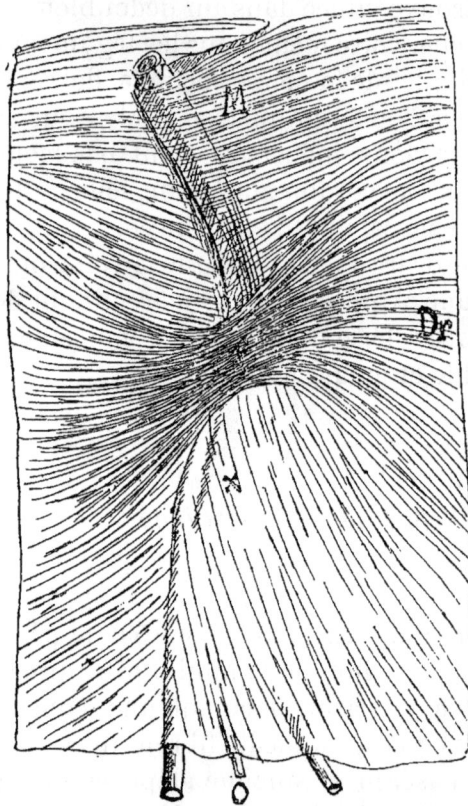

**Fig. 19. Méso de la veine ombilicale**

Péritoine en place, renforcé par un fascia F. Au-dessus la veine ombilicale V est contenue dans un méso M. -|- ombilic; O ouraque.

vres, en outre du méso de la veine ombilicale, il existait des soulèvements péritonéaux pour les cordons inférieurs. Ceux-ci, avant même de se réunir en un cordon unique, c'est-à-dire dès le sommet de la vessie se rapprochaient les uns des

autres sur la ligne médiane et soulevaient en bloc le péritoine jusqu'à leur insertion ombilicale (fig. 20). Entre l'insertion ombilicale de ces deux mésos, au niveau même de la face postérieure de l'anneau, existaient deux replis péritonéaux graisseux. De sorte qu'en apparence, l'ensemble de ces for-

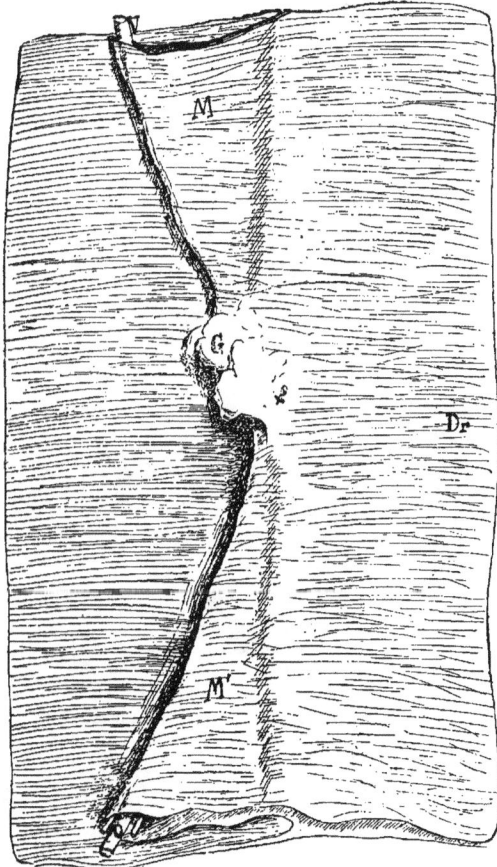

**F. 20. Formation de mésos**

Péritoine en place. Le méso M de la veine ombilicale V et le méso M' du cordon vasculaire inférieur forment une cloison sagittale. G, franges graisseuses ; -|- ombilic.

mations figurait une cloison sagittale occupant toute la longueur de la paroi abdominale, depuis le pubis jusqu'au foie.

Le méso inférieur, comme son congénère, pouvait exister seul; c'est ainsi que nous l'avons trouvé sur deux sujets (fig. 21). Dans un autre cas, ce méso était représenté par deux soulèvements péritonéaux correspondant à chaque artère ombilicale (fig. 17).

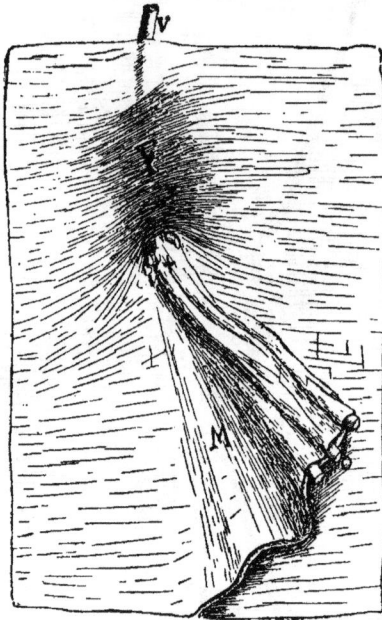

**Fig. 21. Méso de l'ouraque et des artères ombilicales.**

Péritoine en place, renforcé par un fascia F, en arrière de la veine V. Au-dessous de l'ombilic -ι-, long méso M contenant l'ouraque O, et les artères ombilicales.

Nous avons expliqué ailleurs la coïncidence de la forme en gueule de four de l'anneau ombilical avec le méso-inférieur. Nous rappelons que nous attribuons cette forme spéciale de l'ombilic à la traction des cordons inférieurs courts sur les bords latéraux de l'anneau.

## b) Franges graisseuses péritonéales

Le péritoine peut être plissé, soulevé en fran-

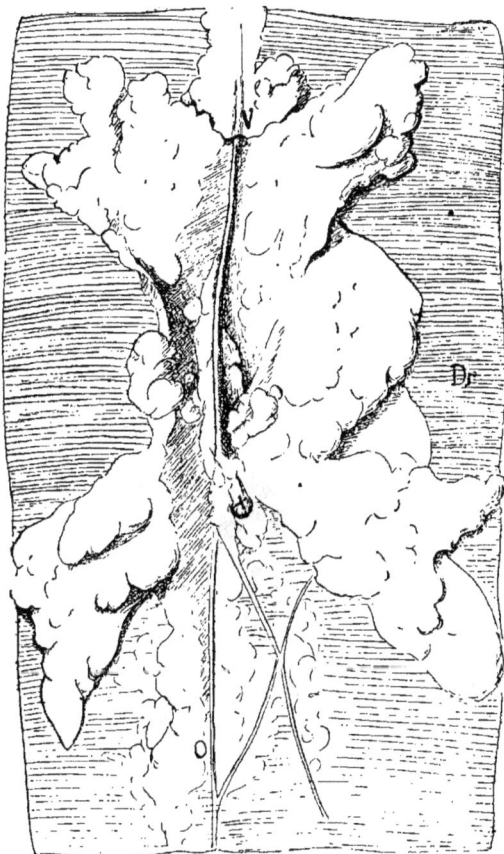

### Fig. 22. Franges adipeuses

Femme jeune, bien constituée, Péritoine en place. L'om-
bilic -|- est fermé par une boule adipeuse. Les cordons
V veine, O ouraque, s'anastomosent et se fixent à côté
de l'ombilic.

ges plus ou moins longues par des masses adipeuses qui infiltrent le tissu sous-séreux (figure 22).

Lorsque la graisse atteint un certain développement, l'ensemble de ces franges se dispose à la façon d'une collerette dont l'anneau ombilical occuperait le centre. Leur existence n'est pas exceptionnelle chez l'homme. Telles sont les franges épiploïques du gros intestin, les franges pleurales péricardiques signalées par Cruveilhier et récemment par M. Poirier. L'ensemble de la graisse sous-séreuse et de la graisse contenue dans la paroi abdominale des obèses, forme dans cette région, un entonnoir dont le sommet est occupé par l'ombilic (fig. 23). Cette disposition se rapproche de celle du chien.

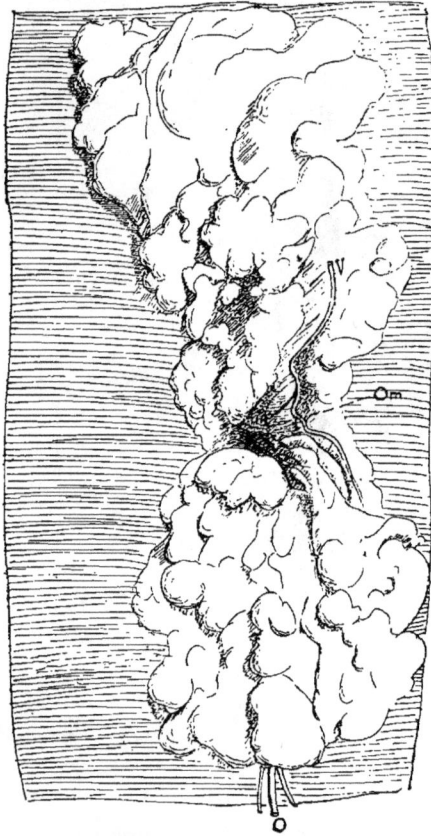

**Fig. 23, Franges adipeuses, sujet obèse.**

Péritoine en place. L'ombilic Om, au fond d'un amas de franges graisseuses. V, veine. O, vaisseaux inférieurs.

Dans le chapitre suivant, nous parlerons de l'importance de cette disposition pour la production des hernies ombilicales.

Il ne faudrait pas croire que ces formations se trouvent seulement chez les sujets d'un certain embonpoint ou chez les obèses ; trois tuberculeux (fig. 24) amaigris, émaciés, en présentaient de remarquables exemples. La différence se trouvait surtout dans la quantité du tissus adipeux qui était peu abondant ; mais les replis péritonéaux formaient des villosités très apparentes.

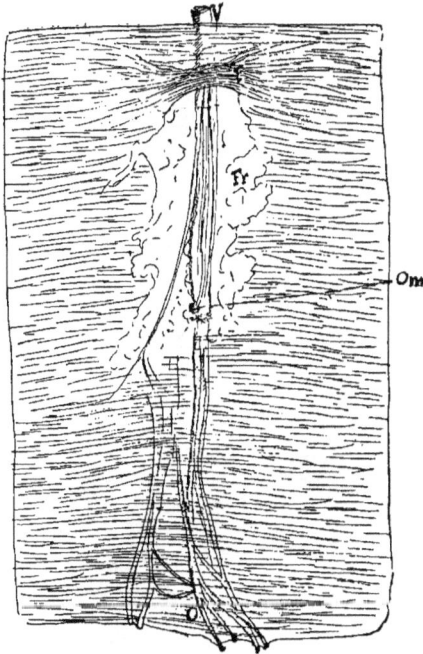

Fig. 24. Franges péritonéales

Sujet tuberculeux. Péritoine en place, montrant des franges grêles Fr et renforcé par un fascia en forme de bride F. V, veine ombilicale. Om, ombilic. O, ouraque et artères.

### c) Diverticules

Comme nous l'avons vu au commencement de ce chapitre, le péritoine présentait au niveau de l'anneau (14 fois sur 50) une dépression diverticulaire

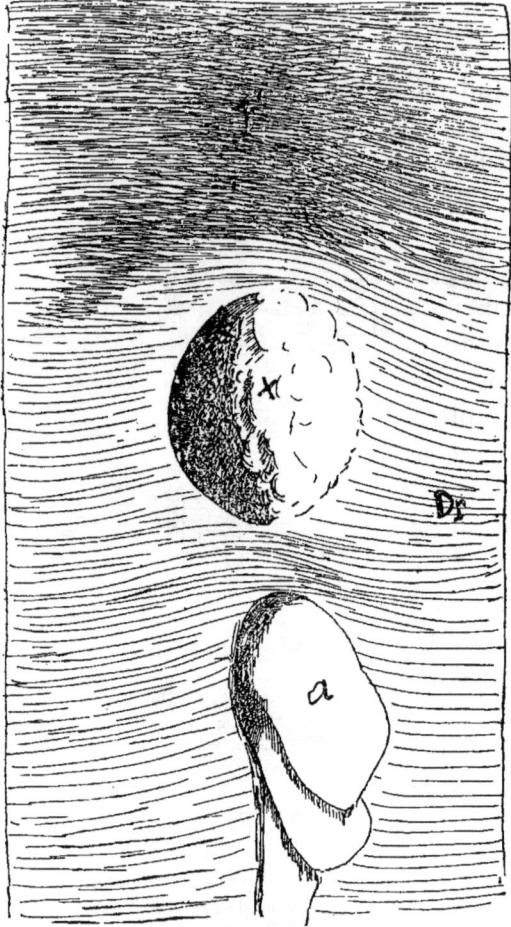

Fig. 25. **Diverticule para-ombilical
et fossette ombilicale.**

Sujet gras, péritoine en place. L'anneau ombilical -|- très
large est creusé à gauche d'une profonde dépression semi-
lunaire et comblé à droite par une masse graisseuse. Une
fossette péritonéale (a), se prolonge en diverticule jusqu'au
près de l'anneau. F. fascia ombilicalis.

plus ou moins prononcée. En outre, nous avons

remarqué (8 fois sur 50) la présence de fossettes péritonéales para-ombilicales. Les diverticules ombilicaux correspondaient à un anneau fibreux, plus ou moins ouvert, en arrière duquel ne passait aucune anastomose vasculaire; les fossettes para-ombilicales se trouvaient au niveau d'une effraction de la ligne blanche.

Ces deux espèces de fossettes pouvaient exister ensemble ou séparément sur le même sujet.

Nous étudierons ces deux sortes de récessus et d'abord les fossettes ombilicales.

Celles-ci présentent des formes variées, ne correspondant pas toujours à la forme de l'anneau fibreux La plus commune se rapproche assez de la forme d'un croissant (fig. 25). Parfois celui-ci peut occuper l'un des côtés latéraux de l'anneau (fig. 25), parfois le bord inférieur (fig. 26). Dans l'un et l'autre cas, l'autre moitié de l'anneau est occupée par un peloton adipeux (fig. 26).

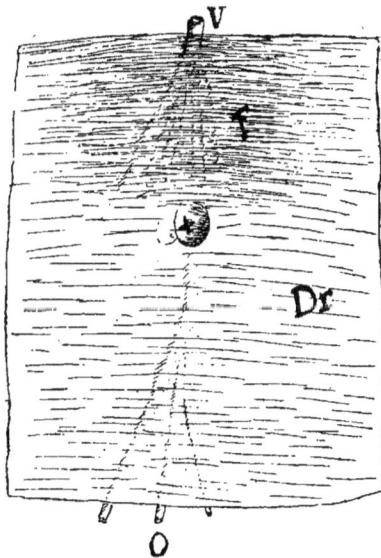

Fig. 26. Anneau ombilical -|-
d'un enfant de huit ans.

Péritoine en place, renforcé par un fascia F ; V, veine ombilicale dissociée en filaments; O, ouraque ; Dr, muscle droit.

Ce croissant peut être remplacé (6 fois sur 14)

par une ellipse à grand axe transversal, ou bien
(2 fois sur 14) par une cupule arrondie. Mais il
nous a semblé qu'au croissant correspondait toujours un orifice fibreux plus large que celui qui
coïncidait avec les autres formes.

Les fossettes para-ombilicales peuvent être elles-

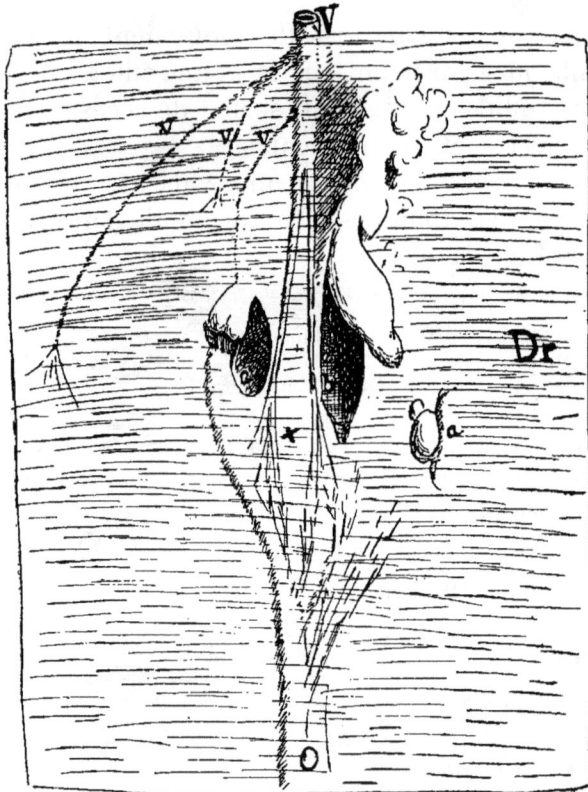

**Fig. 27. Diverticules péritonéaux**

Péritoine en place, pas de fascia. On remarque trois diverticules, a, b, c ;
occupés par des lobules adipeux qui ont été écartés ; -|-, ombilic ; V,
veine ombilicale dissociée en filaments V, V, V ; O, ouraque. Dr, droit.

— 65 —

mêmes divisées en deux groupes, en considérant leur rapport avec le nombril. Il y a, en effet, le groupe des fossettes sous-ombilicales, et le groupe des fossettes sus-ombilicales.

Les premières sont excessivement rares (2 fois sur 50) et se trouvent sur des sujets ayant un anneau fibreux ouvert en arrière (fig. 25). Le diverticule péritonéal qui les constitue est dirigé de bas en haut, et mesure deux à trois centimètres de profondeur. Ce cul-de-sac passe dans un dédoublement de la ligne blanche limité par deux faisceaux volumineux. Le fascia s'étendant sur une hauteur de trois centimètres, n'atteignait pas le bord supérieur de l'ombilic.

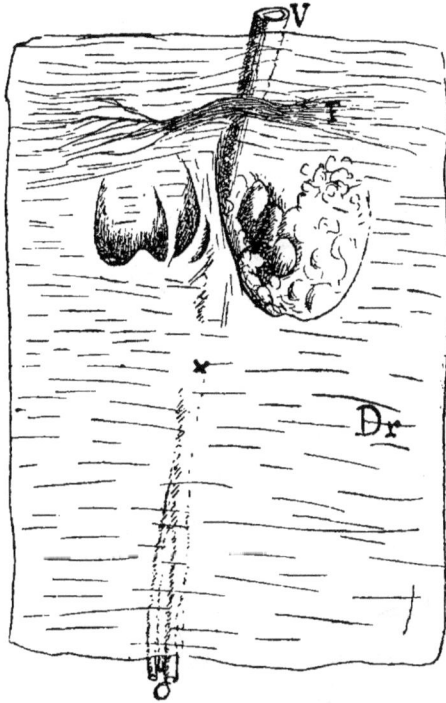

**Fig. 28. Fossettes para-ombilicales**
Péritoine en place. Au-dessus de l'anneau -|- et au-dessous du fascia à l'état de bride F sont deux fossettes péritonéales occupées par de la graisse.

Les diverticules sus-ombilicaux sont un peu plus fréquents (6 fois sur 50). Ils sont en général multiples sur

5

un même sujet et correspondent à un défaut de fascia umbilicalis (4 fois) ou bien à un fascia représenté par une bride de moins de un centimètre. Leur disposition et leur constitution anatomique étaient caractérisées par la présence de petites franges adipeuses qui les recouvraient (fig. 27 et 28). La ligne blanche à leur niveau était dissociée et laissait passer un petit lobule propéritonéal.

Dans ce groupe des fossettes para-ombilicales, nous avons compris celles dont la distance à l'anneau ne dépassait pas trois centimètres, laissant ainsi de côté la plus grande partie de la ligne blanche.

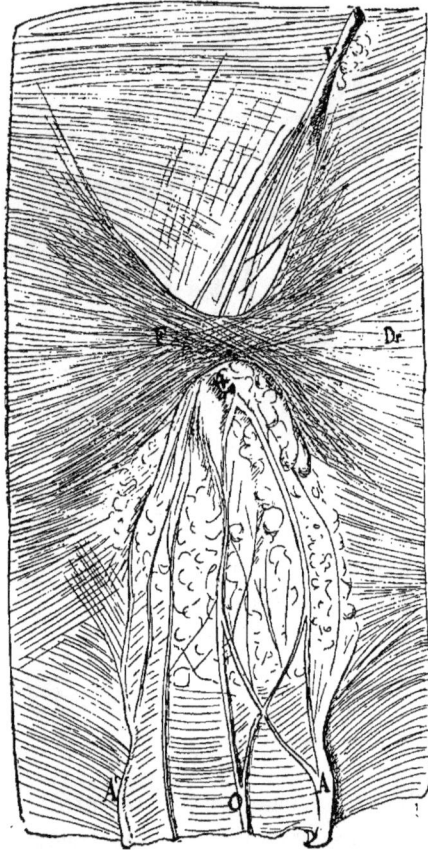

**Fig. 29. Atrophie péritonéale**

Péritoine en place. Au-dessus et au-dessous du fascia umbilicalis F qui surmonte l'ombilic -|-, le péritoine présente des plaques atrophiques, minces et transparentes. Ramifications des cordons vasculaires : V, veine ; A A', artères et O, ouraque.

### d) **Atrophie péritonéale**

Pour en finir avec l'étude du péritoine dans cette région, nous signalerons l'existence de zones atrophiques. Celles-ci peuvent se trouver dans les régions sus et sous-ombilicales et occuper de grandes surfaces. Cette atrophie est caractérisée par un amincissement du chorion de la séreuse, qui laisse ainsi voir par transparence les différentes ramifications des cordons ombilicaux se rendant à l'anneau. Elle peut également porter sur le fascia ombilicalis, ainsi que le montre la fig. 30. Dans ce cas (2 fois sur 50), la zone atrophiée avait la forme d'un carré de deux centimètres de côté.

Nous ne croyons pas que l'on puisse invoquer l'âge pour expliquer ces

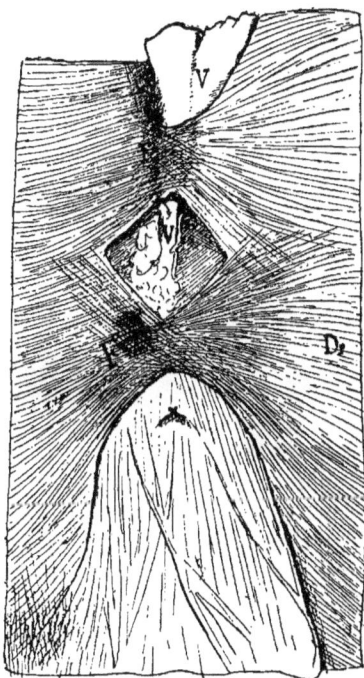

Fig. 30. Atrophie péritonéale

Vue postérieure de la paroi, le péritoine étant en place. Le péritoine présente deux parties atrophiées, l'une losangique dans le fascia umbilicalis F, F ; l'autre au niveau et au-dessous de l'ombilic. -|-.
-|- Ombilic ; V, veine ombilicale ; Dr, muscle droit ; F, fascia.

phénomènes, car dans les six cas que nous rappor-
tons, les individus étaient indifféremment des
sujets de trente et de cinquante ans.

———

# CHAPITRE IV

## Rapports entre les formes extérieure et intérieure de l'ombilic

L'ombilic cutané, situé sur la paroi abdominale antérieure, correspond à l'ancien point d'implantation du cordon; c'est un moignon cutané.

D'après les classiques qui se reportent à la description de Catteau (De l'ombilic et de ses modifications dans les cas de distension de l'abdomen. Thèse de Paris, 1876, t. 5), il y a lieu de considérer au nombril : 1° un mamelon central ou papille ; 2° un sillon qui le circonscrit; 3° un bourrelet autour du sillon ; 4° une cicatrice située le plus souvent sur le mamelon. Dans un travail accompagné de moulages en paraffine, qu'ils ont présenté à Toulouse, en 1904, à la réunion de l'association des anatomistes, MM. Bert et Viannay (de Lyon) ont étudié la morphologie extérieure du nombril chez 112 sujets et montré la diversité de ses formes. Ils ont constaté que la description de Catteau représente à peine la moitié des cas. Ils donnent à

cette forme le nom d'ombilic complet par opposition aux autres qui constitueront le type de l'ombilic incomplet. Ce dernier type se divise en trois
catégories :

1° Ombilic incomplet sans mamelon ni bourrelet;

2° Ombilic incomplet avec mamelon sans bourrelet;

3° Ombilic incomplet avec bourrelet sans mamelon.

Parmi leurs 112 moulages, ils trouvent 34 ombilics sans mamelon (30,5 p. 100) et 21 sans bourrelet.

Bert et Viannay ont également remarqué que
l'ombilic n'affectait pas toujours une forme circulaire. Sur 112 observations, 71 fois il avait une
direction transversale, 12 fois une direction verti-
cale et 29 fois une configuration arrondie.

Au cours de nos recherches, nous avons constaté l'existence de ces divers types d'ombilic complet ou incomplet, qui se répartissent de la façon
suivante :

Ombilic complet 13 fois sur 50;

Ombilic incomplet sans mamelon ni bourrelet,
5 fois;

Ombilic incomplet avec mamelon sans bourrelet,
9 fois;

Ombilic incomplet avec bourrelet sans mamelon,
23 fois.

L'absence du mamelon (28 sur 50) et du bourrelet
(14 sur 50) était donc plus fréquente sur les sujets
de notre série que sur ceux des auteurs lyonnais.

Cette cicatrice cutanée correspond exactement à
l'anneau fibreux; pourtant, sur 4 sujets il nous est

arrivé de trouver l'ouverture ombilicale postérieure élevée de deux centimètres au-dessus de la dépression antérieure.

Le péritoine pariétal, qui recouvre la face profonde de l'anneau, peut, comme nous l'avons vu, présenter une dépression à ce niveau. L'existence de cette fossette péritonéale correspond toujours à un anneau fibreux large, et dont la lumière centrale ne contracte aucun rapport avec les vestiges des vaisseaux.

Dschine (thèse russe 1902), à notre connaissance, est le seul auteur qui ait songé à chercher s'il existait des rapports entre la forme extérieure du nombril et cette dépression péritonéale. Se basant sur la plus ou moins grande profondeur du cône ombilical, il divise les différentes formes de nombril en trois groupes :

1° Type proéminent;

2° Type plat;

3° Type déprimé.

Dans les trois quarts des cas du type plat et du type déprimé, il nous apprend qu'il n'y avait aucune fossette. Quant au nombril proéminant, trois fois sur quatre, il correspondait à une dépres-ombilicale postérieure.

Nous avons préféré nous rallier à la classification de Bert et Vianney, car ces différents types d'ombilic plat ou déprimé nous paraissent en rapport avec le plus ou moins grand développement de la couche adipeuse du sujet. C'est ainsi que les ombilics plats se trouvent sur des individus maigres, et les ombilics déprimés sur des individus obèses.

Ces formes, par conséquent, sont susceptibles de se rencontrer successivement sur une même personne.

Des treize ombilics complets, pour huit d'entre eux, il y avait une fossette ombilicale péritonéale; dans les cinq autres cas, l'orifice était bien fermé par le fascia ombilicalis qui descendait jusqu'à son bord inférieur. En enlevant le fascia, il était facile de se rendre compte que l'anneau fibreux était plus ou moins ouvert en arrière.

Pour les neuf ombilics avec mamelon sans bourrelet, à trois d'entre eux correspondait une fossette péritonéale; quatre autres avaient un fascia recouvrant l'ouverture postérieure de l'anneau fibreux et les deux derniers ne présentaient ni fascia, ni fossette, l'anneau étant bien fermé par les cordons vestigiaux des vaisseaux.

Le type de l'ombilic incomplet avec bourrelet sans mamelon est de beaucoup le plus commun, puisqu'il comprend presque la moitié des cas (23 fois sur 50). Il nous présentait le plus souvent un orifice fibreux bien fermé; trois fois seulement nous avons remarqué une fossette péritonéale; quatre fois le fascia ombilicalis descendait en arrière de l'anneau, en obstruant un petit orifice bordé d'un bourrelet fibreux épais. Quant aux autres quinze cadavres, chez neuf d'entre eux, l'orifice était fermé par simple rapprochement de ses bords; chez les six autres, par soudure des bords et anastomose des cordons vestigiaux des vaisseaux ombilicaux inférieurs avec les supérieurs.

De cette étude il ressort :

1° Qu'à un ombilic mamelonné correspond presque toujours un anneau fibreux ouvert;

2° Qu'un sujet à ombilic cutané complet a les
plus grandes chances (8 fois sur 13) d'avoir une
fossette ombilicale péritonéale;

3° Que les ombilics sans mamelon correspondent le plus souvent à un anneau fibreux fermé
(24 fois sur 27) même sur les sujets obèses;

4° Que l'existence ou la non-existence du fascia
ombilicalis au niveau de l'anneau fibreux n'a aucun
rapport avec la forme cutanée de l'ombilic.

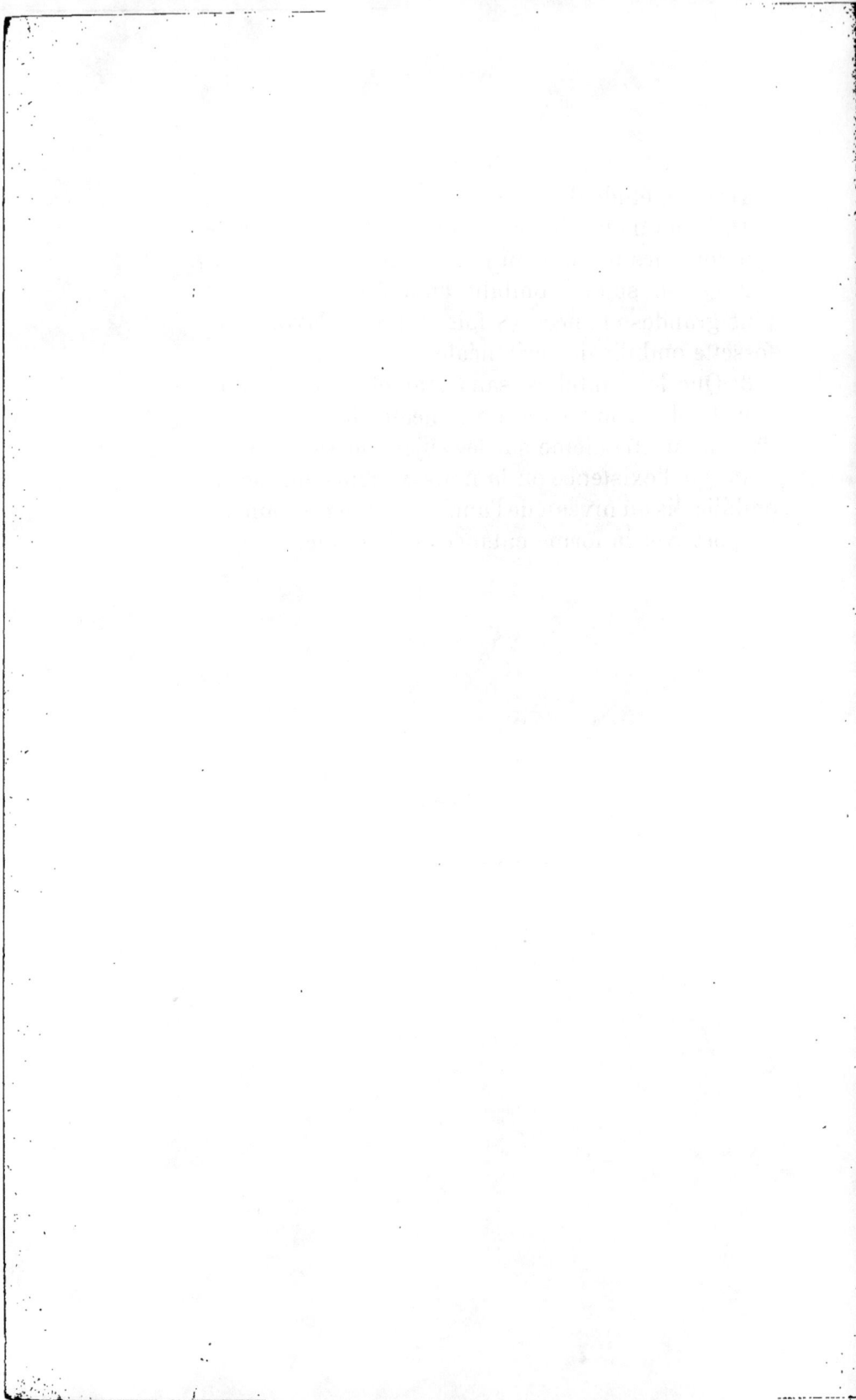

# CHAPITRE V

## Applications pathologiques

Au cours du développement de la paroi abdominale antérieure, l'anneau ombilical peut conserver de grandes dimensions et donner passage à divers viscères; ce sont les exomphales de la période embryonnaire qui rentrent dans le cadre des malformations.

L'anneau ombilical peut donner passage à des hernies, soit avant d'avoir atteint sa régression définitive, ce sont les hernies congénitales; soit après la réalisation de tous les processus de cicatrisation, ce sont les hernies acquises. Au cours de la période fœtale, chez le nouveau-né, les vaisseaux qui traversent l'anneau ombilical laissent la partie centrale libre, et c'est en ce point que les hernies peuvent se produire. Leur pathogénie est beaucoup moins simple quand on considère la hernie acquise.

Les chirurgiens, adoptant la description des anatomistes classiques, admettent la possibilité de la hernie, dans la région de l'anneau, où la peau et le péritoine sont les seuls plans qui constituent la paroi abdominale.

Cette région est située entre le bord supérieur de l'anneau et son bord inférieur, où s'insèrent les quatre vaisseaux, veine, artères, ouraque, et comprend par conséquent la moitié supérieure de cet anneau.

Dans notre étude relative aux rapports des cordons vestigiaux avec l'anneau ombilical, nous avons vu les variétés de ces connexions; mais nous avons constaté que le plus souvent la partie centrale de l'anneau est libre puisque la veine s'insère soit latéralement soit sur son bord supérieur. Chez l'adulte comme chez le fœtus, le passage de l'organe hernié se ferait par la partie centrale de l'anneau. Pour la formation de ces hernies, dites directes, deux cas peuvent se présenter : 1° Il n'y a pas de trajet préformé, le péritoine est lisse; 2° Il existe une fossette péritonéale correspondant à l'anneau fibreux. A ces deux dispositions anatomiques correspond une plus ou moins grande facilité de production de la hernie, mais le mécanisme est toujours le même, c'est-à-dire, distension de l'anneau par augmentation de la pression intra-abdominale.

Un facteur étiologique très important dans la production des hernies ombilicales est fourni par l'obésité. Les femmes âgées, et surtout celles qui ont eu un ou plusieurs accouchements, en sont les victimes ordinaires.

Si l'on se rappelle la disposition en entonnoir que présente cette région chez les obèses et l'amin-

cissement du bord fibreux de l'anneau, il ne sera
pas nécessaire d'insister pour expliquer leur mécanisme. Les viscères abdominaux contenus dans
cet enfoncement viennent appuyer contre le point
le plus déclive qui est l'anneau. Celui-ci, mince,
et d'autant moins résistant qu'il aura été distendu
par des grossesses répétées, sera forcé et laissera
facilement passer les organes.

Un certain nombre de chirurgiens, avec Richet,
Gosselin, Duplay, font jouer un rôle important au
fascia umbilicalis dans la production des hernies
ombilicales. Ils « admettent, nous dit Jaboulay,
que parfois, sinon toujours, cette hernie se produit
à travers un véritable canal préformé, le canal ombilical, présentant comme le canal inguinal et le
canal crural, un trajet et deux orifices », réalisant
ainsi le type habituel des hernies de l'intestin. Ce
sont les hernies ombilicales indirectes, considérées
par quelques auteurs comme de véritables hernies
de force, les autres étant toujours des hernies de
faiblesse. Ces hernies ont été niées par de nombreux auteurs, récemment par Pierron et Michel
(de Nancy). Les trois cas de Richet auxquels vient
s'ajouter l'intéressante observation de Jaboulay,
confirment incontestablement leur existence.

Nos pièces anatomiques nous ont permis de
remarquer que le mode de formation de ces hernies ombilicales indirectes exige une série de fac-
teurs anatomiques rarement, pour ne pas dire
jamais associés.

Pour que ces hernies soient possibles, il faut :
1° Que le fascia umbilicalis existe et descende au

moins jusqu'au niveau du bord supérieur de l'anneau; 2° Que l'insertion des quatre cordons vasculaires se fasse sur le bord inférieur de l'anneau; 3° Que l'ouverture de la moitié supérieure de cet anneau soit continue avec le canal du fascia umbilicalis.

Or, sur nos cinquante sujets, huit fois le fascia était absent; vingt-deux fois son bord inférieur était au moins à deux centimètres au-dessus du bord supérieur de l'anneau; et six fois il l'affleurait à peine.

Dans ces cas, si l'intestin ou l'épiploon s'étaient engagés au niveau du bord supérieur du fascia umbilicalis, dans le canal virtuel formé par celui-ci et la paroi abdominale, il aurait pu y avoir étranglement épiploïque ou occlusion intestinale par bride pariétale, mais non formation d'une hernie ombilicale.

Sur seize sujets seulement, le fascia umbilicalis remplissait, jusqu'à un certain point, les conditions nécessaires pour la production de ces hernies.

Mais pour qu'un viscère s'engage dans ce canal virtuel, il est nécessaire que celui-ci soit ouvert à l'une de ses extrémités par la présence d'une amorce ou d'un diverticule péritonéale. Or nous n'avons jamais rien trouvé de pareil; le péritoine était toujours uniforme au niveau des bords du fascia, et solidement appliqué à la paroi. Les trois fossettes ombilicales qui coïncidaient avec un fascia umbilicalis couvrant une partie, ou descendant jusqu'au bord inférieur de l'anneau, étaient dues à la présence d'un anneau largement ouvert et non au bord tranchant du fascia. Elles ne pouvaient pas donner naissance à une hernie ombilicale indirecte, mais à une hernie ombilicale directe compliquée d'un diverticule sacculaire pro-péritonéal, comme l'ont signalé Terrier, Sanger, Quénu, Savariaud, Desmons, etc.

En ce qui concerne la disposition des vaisseaux, nous avons longuement démontré au chapitre III leur mode d'insertion autour de l'anneau ; et l'on peut parfaitement se rendre compte de l'inexactitude de la description classique, au moins en ce qui concerne nos observations. Leur insertion ombilicale ne saurait donc favoriser la formation d'une hernie ombilicale indirecte. D'ailleurs, nous n'avons jamais rencontré la moitié supérieure de l'anneau ombilical plus largement ouverte que sa moitié inférieure.

D'après notre étude, les hernies ombilicales de l'adulte sont presque toujours des hernies de faiblesse, les hernies de force des auteurs, qui sont en même temps des hernies indirectes, ne paraissant pas devoir se produire facilement.

A côté des hernies ombilicales, il est un autre type de hernie que l'on a pendant longtemps confondu avec elles : nous voulons parler des hernies ad-ombilicales ou para-ombilicales. Elles correspondent aux fossettes para-ombilicales que nous avons décrites. D'après nos observations, celles-ci peuvent exister en même temps que la hernie ombilicale de faiblesse; mais le plus souvent il n'en est pas ainsi et on les trouve sur des sujets ayant leur anneau ombilical fibreux bien fermé.

Elles doivent être moins fréquentes que les hernies ombilicales proprement dites.

Nous ne saurions terminer ce paragraphe des hernies ombilicales sans rappeler les conclusions du chapitre précédent. Il ne nous semble pas, en effet, dépourvu d'intérêt de pouvoir affirmer d'une façon presque certaine, par la simple inspection de la forme cutanée du nombril, l'existence ou la non-existence d'une fossette ombilicale. Cette fossette coïncide le plus souvent avec la présence du mamelon cutané.

Ce n'est pas seulement dans le cas de hernie que la cicatrice ombilicale peut devenir proéminente; mais toutes les fois que la pression intra-abdominale est augmentée : dans l'ascite, la grossesse, les tumeurs ovariennes, etc.

Dans la région inférieure de l'ombilic, Heurtaux, de Nantes, a décrit sous le nom de phlegmon sous-ombilical, une affection qui occupe la région du même nom. Ce phlegmon est médian et symétrique; sa forme est celle d'une demi-ellipse, dont la base, c'est-à-dire son grand axe, affleure horizontalement l'ombilic et dont la convexité regarde la symphise pubienne dont elle est plus ou moins éloignée.

M. Charpy l'a reproduit artificiellement par des injections à la gélatine.

Nous avons parlé des veines para-ombilicales; en cas de cirrhose hépatique, ces vaisseaux prennent une grande importance, et présentent pour la circulation du foie une voie collatérale de premier ordre. Dans cette affection, le sang suit un trajet récurent allant du fois aux veines vésicales.

# RÉSUMÉ

---

1° Le type de l'anneau ombilical décrit comme classique, à savoir : Celui d'un orifice cintré dont le bord inférieur reçoit l'insertion des quatre cordons vestigiaux, est au contraire exceptionnel, au moins chez l'adulte. Le type habituel a une forme circulaire ; sur ses bords inférieur et latéraux s'insère le cordon résultant de la réunion des vaisseaux inférieurs ; sur la moitié supérieure de ses bords latéraux et assez souvent sur son bord supérieur s'insèrent les ramifications du ligament faisant suite à la veine ombilicale.

2° Il y a de grandes variétés de conformation qui portent :

    *a)* Sur l'anneau qui peut être plus ou moins épais, dont les bords peuvent être soudés entre eux sans laisser de lumière centrale, ou bien limiter un orifice variant de un à 6 ou 7 millimètres, et dont la forme est par ordre de fréquence, circulaire, elliptique à grand axe transversal, ou cintrée.

    *b)* Sur la ligne blanche qui peut être dé-

doublée pour le passage de la veine ombilicale ou creusée d'orifices et de lacunes, où
s'invagine le péritoine.

*c)* Sur les cordons vasculaires (veine ombilicale, artères ombilicales et ouraque), les
trois vaisseaux inférieurs se réunissant en
un seul cordon avant de s'insérer à l'anneau, ou bien s'anastomosant entre eux
sous forme de réseau, duquel partent des
filaments qui se rendent à l'anneau sans
ordre déterminé. La veine ombilicale peut
s'éparpiller en un nombre variable de filaments qui se terminent par ordre de fréquence sur les bords latéraux et supérieur
de l'anneau et sur la ligne blanche. Ces deux
systèmes vasculaires sont quelquefois ratta-
chés entre eux par des anastomoses.

*d)* Sur le fascia ombilicalis qui peut faire
défaut ou n'occuper qu'une partie limitée du
trajet de la veine ombilicale.

*e)* Sur le péritoine qui peut présenter :
des diverticules dans la ligne blanche ou
dans la gaîne des droits, des franges adipeuses, des replis mésentériques, des plaques
d'atrophie au niveau de la veine ombilicale
ou de l'ouraque.

3° La forme extérieure de l'ombilic (ombilic cutané), est également variable, surtout d'après
la présence ou l'absence du mamelon central. Entre cette configuration externe et la
configuration interne, il existe certains rap-

ports : dans les cas d'ombilic complet, il y a presque toujours une fossette péritonéale ombilicale ; dans les cas d'ombilic incomplet, sans bourrelet mais avec mamelon, cette même dépression est moins fréquente.

4° Ces variations anatomiques de l'ombilic et de ses annexes sont intéressantes à connaître, car elles peuvent servir à interpréter certains faits pathologiques de cette région et notamment la formation des hernies.

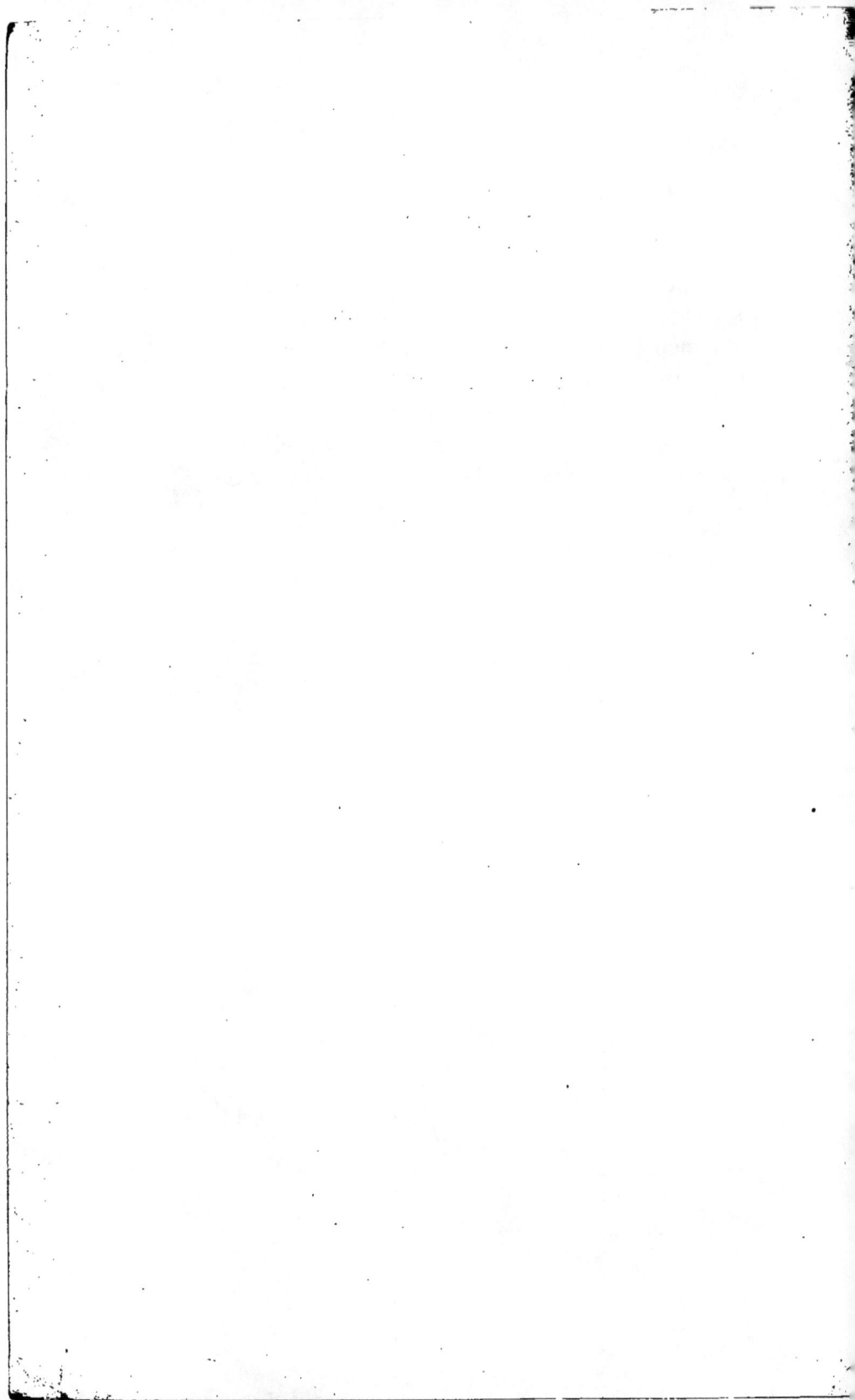

# INDEX BIBLIOGRAPHIQUE

Rigot. — Traité complet de l'anatomie des animaux domestiques, 1842.

Chauveau, Arloing et Lesbre. — Anatomie comparée des animaux domestiques. Paris, 1904.

Luschka. — Die anatomie der Menschen, tome II, page 112, 1863.

Charles Robin. — Note sur les ligaments qui succèdent à l'ouraque. — Note sur le développement des ligaments qui relient entre eux l'ombilic et ses vaisseaux (Mémoires de la Société de Biologie, 1860).

Dschine. — Thèse de Moscou, 1902.

H. Jorys. — Veines ombilicales et para-ombilicales (Bulletin de l'Académie royale de Médecine de Belgique, 1905).

A. Charpy. — Article ombilic, in-Traité d'anatomie humaine de MM. les professeurs P. Poirier et A. Charpy, 2e édition, 1901.
— Etudes d'anatomie, Toulouse, 1891.

Richet. — Traité pratique d'anatomie médico-chirurgicale, 1856-1877.

Vidal de Cassis. — Des hernies ombilicales et épigastriques (Thèse de Paris, 1848).

Mériel. — Note sur le système veineux para-ombilical et ombilico-vésical (Bulletins de la Société anatomique de Paris, 1902).

Jaboulay. — Article, hernies ombilicales, in-Traité de chirurgie de Le Dentu et Delbet.

Terrier. — Considération clinique sur la hernie ombilicale étranglée (Bulletin de la Société de Chirurgie, 1881).

Heurtaux (de Nantes). — Bulletin et Mémoires de la Société de Chirurgie, 1877.

Sachs. — Die Fascia ombilicalis (in Archives für Anatomie, 1887).

Gauderon. — (Thèse de Paris, 1876).

Catteau. — De l'ombilic et de ses modifications dans les cas de distension de l'abdomen (Thèse de Paris, 1876).

Bert et Viannay. — Comptes rendus de l'Association des Anatomistes, 6ᵐᵉ session, Toulouse, 1904).

Sappey. — Mémoire sur les veines portes accessoires (Mémoires de l'Académie de Médecine, 1859, ou C. R. de la Société de biologie, 1859).

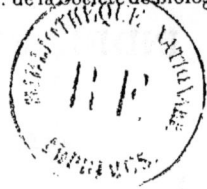

Imprimerie Coopérative Toulousaine, 39, rue Peyrolières.

www.ingramcontent.com/pod-product-compliance
Lightning Source LLC
Chambersburg PA
CBHW050613210326
41521CB00008B/1241